QUELQUES CAS

DE

CHIRURGIE CONSERVATRICE

A L'HOPITAL MARITIME DE CLERMONT-TONNERRE (Brest)

PENDANT LES ANNÉES 1880, 1881, 1882

PAR

Charles-Auguste du MOUZA

DOCTEUR EN MÉDECINE DE LA FACULTÉ DE PARIS
MÉDECIN DE 2e CLASSE DE LA MARINE

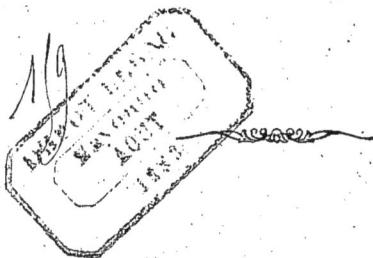

PARIS

ALPHONSE DERENNE

52, Boulevard Saint-Michel, 52

1883

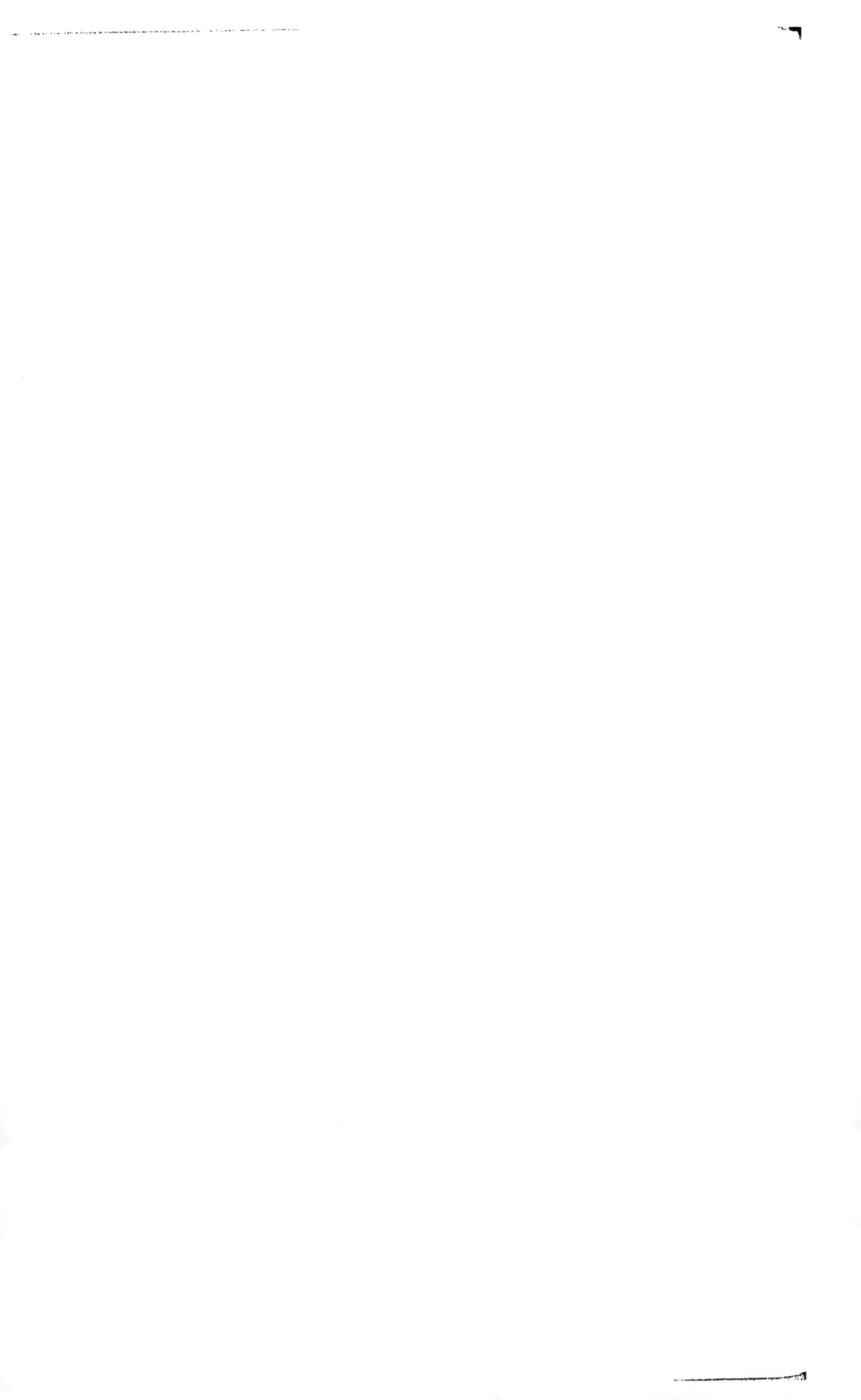

A MON PÈRE ET A MA MÈRE

A MES SOEURS, FRÈRE ET BEAU-FRÈRE

A MA FAMILLE

A MES AMIS

A MES AMIS

RENOYAL DE LESCOUBLE, RETOUT ET DE VILLE

QUELQUES CAS DE CHIRURGIE CONSERVATRICE

A l'hôpital maritime de Clermont-Tonnerre (Brest)

PENDANT LES ANNÉES 1880, 1881, 1882

———

Le titre modeste de notre thèse indique suffisamment notre intention et notre désir que l'on ne se méprenne pas sur la portée de l'étude que nous publions. Ce n'est pas un travail d'ensemble sur la conservation en chirurgie que nous offrons ici ; cette œuvre serait au-dessus de nos forces, nous ne nous en sentons ni l'expérience, ni le savoir nécessaires, alors que les plus grands chirurgiens de notre époque jugent qu'il serait prématuré de réunir maintenant en corps de doctrine, ayant ses règles absolues et ses applications pratiques, les documents que nous possédons déjà sur ce sujet, grâce à l'impulsion subie depuis une trentaine d'années par les meilleurs esprits vers la recherche de ce traitement idéal. Mais si ces documents sont insuffisants, il n'en est pas moins vrai que bien des matériaux très-importants peuvent être considérés aujourd'hui comme acquis. Ainsi les beaux travaux de M. Verneuil sont venus jeter un jour nouveau sur l'influence des diathèses dans le traumatisme et poser des indications certaines ; les statistiques des résultats obtenus pendant les guerres

du Mouza   2 de la seconde moitié de ce siècle ont permis, par une comparaison attentive, d'établir d'une façon probable, les avantages de telle ou telle méthode en présence de lésions, qu'on a eu le tort, il est vrai, de classer dans des catégories trop restreintes. Quoi qu'il en soit, ces études comparatives paraissent d'une façon générale tout en faveur de la chirurgie conservatrice, dont elles ont semblé prouver l'excellence dans les conditions défectueuses où opèrent les chirurgiens militaires, tant au point de vue de la mortalité que des résultats fonctionnels, et, comme conséquence logique, tout le crédit qu'on doit lui accorder dans la pratique civile où les blessés peuvent être entourés de toutes les précautions thérapeutiques et hygiéniques. Cependant ce ne sont pas encore là des données dont puisse se contenter une science aussi positive que la chirurgie ; il lui faut des lois et non des probabilités ; l'interprétation d'un nombre aussi considérable de cas analysés-après coup, sans qu'il fût possible de connaître exactement leur nature et les différences, variant à l'infini, qui les caractérisaient, cette interprétation, disons-nous, a dû laisser une grosse place à l'erreur ; il y a eu d'ailleurs abus de l'emploi de certaines méthodes, suivant les idées du moment et le génie du peuple auquel appartenaient les chirurgiens, ce n'était pas la nature du traumatisme qui décidait du choix du traitement, c'était la mode : de là les conséquences les plus déplorables ou les résultats les plus merveilleux. C'est ainsi que pendant la guerre de sécession d'Amérique la résection a été substituée presque entièrement aux autres méthodes chirurgicales.

Aussi, avec beaucoup de nos maîtres, pensons-nous

que ce n'est pas tant le chiffre, le nombre des succès ou
des revers qui doit démontrer l'excellence ou les désavantages de telle ou telle pratique, que la spécialisation des
cas, leur relation faite avec une scrupuleuse exactitude et
l'étude des traitements qui leur ont été appliqués. C'est le
seul moyen d'arriver à déterminer, dans de certaines
limites, quelles sont les conditions dans lesquelles il faut
sacrifier un membre et quelles sont les conditions dans lesquelles on est plus utile au malade en le lui conservant.
Si ce problème ne doit être jamais tranché d'une manière
rigoureuse, comme le dit M. Guyon, du moins peut-on espérer, dès maintenant, qu'on arrivera un jour à sa solution, tout imparfaite qu'elle puisse être.

Ce sont ces considérations qui nous ont décidé à présenter comme sujet de thèse les neuf observations suivantes,
dont huit ont été recueillies à l'hôpital maritime de Brest,
dans le service de M. le chirurgien en chef Gallerand ;
nous les devons à l'obligeance de M. le chef de clinique
Barret, qui a bien voulu nous communiquer bien des ren-
seignements sur la pratique qui a été suivie et nous guider
de ses conseils. La neuvième observation est due à notre
collègue M. Pfihl, médecin de 2e classe de la marine ;
nous l'avons trouvée assez intéressante pour la publier,
bien qu'elle fût d'une autre origine, dans ce travail où nous
avons surtout voulu prouver par des faits les bons résultats
de la méthode conservatrice, quand elle se trouve appuyée
sur un traitement raisonné et prudent.

C'est dans ce but que nous avons cru devoir faire suivre
ces observations de quelques remarques et réflexions sur
la disposition des salles de chirurgie de l'hôpital Clermont-

Tonnerre et sur les principaux moyens chirurgicaux mis en œuvre.

OBSERVATION I

Fracture comminutive du corps de l'humérus droit, compliquée de plaies communiquant avec le foyer de la fracture. Conservation du membre. Consolidation. Ankyloses incomplètes du coude, du poignet et des articulations des doigts.

Le blessé est un breton du nom de Poullaouec, âgé de 44 ans ; journalier. Bonne constitution. Bons antécédents. Cet homme entre à l'hôpital le 24 février 1881 dans l'après midi. Le matin, en travaillant à bord d'un des vaisseaux de la rade, il avait eu le bras pris entre deux courbes dont l'une avait basculé sur l'autre de toute sa hauteur. Le poids de ces pièces est d'environ quinze cents kilogs. Le membre comprimé présentait des lésions très profondes ; à la partie postéro-externe, vers le tiers inférieur, on constata une plaie contuse d'une longueur de 5 à 6 centimètres, dirigée verticalement et intéressant toutes les parties molles jusqu'à l'os, par laquelle, avec le doigt, on reconnut nettement plusieurs petits fragments osseux ; à la partie interne du bras seconde plaie, dirigée verticalement, d'une longueur de trois centimètres environ, et moins profonde que la première. Ces deux plaies ont donné issue à une assez grande quantité de sang artériel ; mais l'artère humérale ne parut pas sectionnée, bien qu'il fût impossible de percevoir ses battements, ceux de la radiale et de la cubitale étant sensibles aux doigts : on ne constata pas non plus la lésion des gros troncs nerveux.

En ce point, le bras était atteint d'une mobilité anormale très grande, l'écrasement s'étant fait sur une étendue de plusieurs centimètres, et présentait une déviation très marquée, le fragment supérieur étant dirigé en dehors et en avant, l'inférieur en sens inverse. Crépitation manifeste par les mouvements provoqués. L'hémorrhagie arrêtée, cet homme fut dirigé sur l'hôpital avec deux points de suture à chaque plaie. A son arrivée, la tuméfaction du bras n'est pas encore très considérable, ni la douleur très vive ; mais il existe au niveau de la fracture un épanchement sanguin intéressant toutes les parties molles, et la pression à son niveau fait sourdre quelques caillots ; les artères antibrachiales continuent à battre. Température normale ; après redressement, le bras est mis dans une gouttière de fil de fer revêtue d'une toile cirée, et soumis à l'irrigation continue.

Thé punché. Potion à l'alcoolature d'aconit.

Le lendemain, 25 février, état général satisfaisant ; le bras est très gonflé et chaud. T. M. 37°,3 ; T. S. 38°.

26 février. — Pouls à 70. T. M. 37°,5, le gonflement ne semble pas augmenter.

27 février. — Matin : température normale ; le gonflement a un peu diminué ; l'irrigation continue est remplacée par l'immobilisation en demi flexion, au moyen d'un appareil plâtré en forme de gouttière et pansement par occlusion de Beau au coaltar saponiné.

Soir : Pouls à 90. Température 38°,5. État général satisfaisant. Seulement le malade accuse quelques douleurs intermittentes le long de l'humérus fracturé. Pas de sommeil. Potion au bromure de potassium 2 grammes.

Cet état se continue jusqu'au 4 mars sans modification sensible. A cette date, on sent une odeur assez forte à travers le pansement. Le soir, la température atteint 39°,2, le pouls, 100 ; l'aconit est remplacé par du sulfate de quinine 0,50 ; et, l'insomnie persistant, le bromure de potassium par une potion à l'hydrate de chloral. Une bouteille d'eau de sedlitz pour le lendemain.

5 mars. — T. = 38°,8 ; pouls, 78, la fièvre a diminué ; le pouls conserve son amplitude normale ; les douleurs locales ne sont pas plus fortes que les jours précédents ; elles ne s'irradient ni vers l'aisselle, ni vers la partie inférieure du membre ; pas de gonflement des ganglions.

6 mars. — Pas de fièvre.

8 mars. — État général et local excellents ; la suppuration commence à se faire jour par la partie supérieure du pansement.

16 mars. — Le pansement défait pour la première fois, laisse voir une plaie de bon aspect ; on retire quelques esquilles osseuses que la suppuration avait entraînées.

30 mars. — On enlève de nouveau le pansement ; la plaie a bon aspect ; mais pas de trace de soudure osseuse.

1er avril. — La température s'élève vers le soir à 40°,4. Commencement d'érysipèle du côté du nez et de la face ; troubles gastro-intestinaux.

Les 2, 3, 4, 5, 6 avril. — La température matinale s'élève à 38°,8 en moyenne, celle du soir à 40 degrés et quelques dixièmes, l'érysipèle a envahi toute la face, le cou, le cuir chevelu ; quelques douleurs dans le bras.

7 avril. — T. M. = 37°,6 ; T. V. = 39°,5.

8 avril. — La température reste normale toute la journée, l'érysipèle de la face a complètement disparu.

15 avril. — Rien de nouveau jusqu'à cette date où l'appareil plâtré est enlevé pour la troisième fois ; on peut alors s'apercevoir que pendant la poussée érysipélateuse de la face, il s'en est également produit une du côté du bras malade qui a déterminé la formation d'une vaste phlyctène, remplie de pus, à la surface externe du bras ; l'état général reste satisfaisant. Vin de quinquina 60 gr., bière.

19 avril. — L'état général continue à être très satisfaisant ; mais il n'en pas pas de même de l'état local ; eschare de la peau et destruction des tissus sous-jacents du côté de la partie externe du bras, — formation des clapiers. — De plus, absence complète de consolidation osseuse ; le fragment supérieur tend à percer la peau à la face postérieure du bras.

20 avril (matin). — Un examen attentif du membre fracturé a permis de reconnaître que le fragment supérieur signalé précédemment, n'était pas nécrosé et l'on a pu régulariser la saillie qu'il faisait sous la peau. Des clapiers sous-cutanés ont été incisés et le membre a été immobilisé de nouveau dans sa gouttière et pansé à l'acide phénique. État général très bon ; le soir, la température monte à 38°,6.

23 avril. — Le pansement enlevé ce matin, laisse voir le membre

dans une bonne position ; les clapiers incisés, il y a trois jours, sont remplacés par des plaies bourgeonnantes et rosées. Pas de douleurs. — La température reste normale.

4 mai. — Il a été nécessaire d'opérer aujourd'hui une résection de l'extrémité du fragment inférieur qui était venu faire une saillie très considérable à travers la plaie, sans qu'on pût réussir à le maintenir réduit. Cette résection a été pratiquée à l'aide de la scie à chaîne.

23 mai. — L'os réséqué s'est couvert de bourgeons charnus ; la plaie anfractueuse tend à se combler ; l'état général est très satisfaisant ; mais il y a encore une mobilité anormale considérable.

16 juin (112 jours après l'accident). — Il existe encore une plaie bourgeonnante au bras ; mais la mobilité anormale qui existait au niveau de la fracture a à peu près disparu pour faire place à une ankylose incomplète du coude à angle droit, avec mouvements partiels. Il y a également ankylose par immobilisation prolongée des articulations du poignet et des doigts, malgré la gymnastique que le chef de salle se donnait la peine de leur faire opérer le matin.

23 juin. — La suppuration est à peu près tarie, bourgeons charnus abondants ; la consolidation osseuse est complète.

Trois jours auparavant, le malade a été atteint d'une pleuro-pneumonie fort grave, pour laquelle il resta encore à l'hôpital jusqu'au 20 août, époque à laquelle il sortit sur sa demande, à peu près guéri, mais ave adhérences pleurales étendues.

La cicatrisation des plaies du bras est complète.

Voilà un cas de fracture compliquée du bras que l'ancienne chirurgie n'eût pas hésité à classer parmi ceux dont l'amputation, ou tout au moins dont la résection dans la continuité, est le seul remède ; n'y a-t-il pas en effet une large communication de l'air avec un os écrasé et par cela même appelé à suppurer, c'est-à-dire une blessure pouvant faire courir au blessé toutes les chances de la septicémie ? Aujourd'hui, le chirurgien, plus réservé sur l'emploi des grandes opérations, ayant à sa disposition de nombreux moyens préservateurs, essaiera l'expectation en se basant sur les considérations suivantes : il n'y a ni attrition très prononcée des tissus et par suite crainte d'une perte de substance trop considérable pour être réparée, ni section nerveuse, ce qui d'ailleurs n'est pas une indication d'opérer.

Le blessé, d'une constitution excellente, peut faire les frais d'une suppuration même prolongée ; il n'est atteint d'aucune diathèse dont le rôle fâcheux dans le traumatisme a été si bien indiqué par M. Verneuil, l'écrasement osseux est assez étendu, il est vrai, pour faire craindre la non consolidation, ainsi que malheureusement le fait se présente si souvent ; mais la probabilité seule de cet insuccès fonctionnel ne peut suffire pour décider le chirurgien à exposer le blessé aux dangers de l'opération. Restait une préoccupation : l'artère humérale paraissait lésée ; il n'y avait pas eu section, l'hémorrhagie primitive eût été plus considérable, mais contusion probable de ses parois ; on constatait en effet la cessation de ses battements au-dessous de la plaie, bien que les artères antibrachiales continuassent à battre.

Ce fait pouvait parfaitement s'expliquer par la compression d'un fragment osseux ou par la formation d'un caillot plus ou moins complet au niveau du point contusionné. Mais, quel que fût le mécanisme de cette obturation partielle, on pouvait se demander, si au milieu de ce foyer qui devait suppurer, la paroi artérielle déjà violentée ne s'enflammerait pas, et si cette inflammation n'en amènerait pas le sphacèle et une hémorrhagie consécutive. M. Gosselin ne croit pas beaucoup à ces hémorrhagies secondaires dans les cas où il n'y a pas eu attrition de la paroi dans une vaste étendue ; il suffit, dit-il, pour que cet accident ne se produise pas, que cette gangrène ne s'étende pas très loin au-delà de la solution de continuité et que, avant l'élimination, le caillot et la lymphe plastique aient oblitéré solidement le vaisseau au-dessous du point où se fait cette élimination.

Ce furent ces considérations qui firent décider la conservation du membre, et le maintien de la plaie dans le repos le plus complet. On remarquera qu'aucune esquille primitive ne fut retirée, comme il est d'usage de le faire ; que les points de suture furent maintenus : on se contenta de placer le membre dans une gouttière pour le soumettre à l'irrigation continue.

Deux jours après, lorsqu'il fut constaté que le gonflement du bras n'avait pas fait de progrès, il fut mis dans une sorte de gouttière formée de tarlatane plâtrée et recouvert du pansement antiseptique de Beau. On s'assurait ainsi les bénéfices de l'immobilisation et de l'occlusion des plaies.

Les faits donnèrent raison à ce mode de faire, la fièvre traumatique fut des plus légères, la suppuration s'établit sans accidents et le pansement ne fut renouvelé que trois fois dans un mois, pour donner issue au pus mélangé de débris osseux qui le souillait ; mais, comme on pouvait le pressentir, on ne constata aucune trace de consolidation. Malheureusement, alors que l'on pouvait espérer tous les accidents conjurés, en même temps que la poussée érysipélateuse à la face, et, sans que l'attention du chirur-

gien fût attirée sur le bras, du moins au début, par la ma-
nifestation sensible de phénomènes inflammatoires, il se
produisit un érysipèle phlegmoneux qui amena rapidement
la mortification d'une assez grande étendue des parties
molles et la formation de plusieurs abcès. Cette complication fâcheuse, survenue sournoisement, obligea à substituer
le pansement phéniqué au pansement de Beau dont la
longue application n'avait pas été peut-être sans influence
sur la poussée érysipélateuse, en laissant trop longtemps
en contact avec la plaie les matières putrescibles.

La consolidation osseuse se trouva d'autant plus retardée
par cette complication que le membre ne put être à ce
moment immobilisé parfaitement dans la gouttière ; le
fragment supérieur se déplaça et on fut même obligé de réséquer une rondelle du fragment inférieur, en employant
de préférence la scie à chaîne pour éviter de communiquer
des mouvements trop violents au membre.

Le déplacement corrigé, la suppuration continua longtemps encore ; et ce ne fut que cent douze jours après l'accident qu'on put considérer, malgré l'existence d'une petite plaie superficielle qui ne tarda pas à se cicatriser, la
guérison comme effectuée, puisque aucun phénomène inflammatoire n'apparut, quand survint une pneumonie fort
grave.

L'os était parfaitement consolidé ; mais à sa sortie de
l'hôpital, le blessé avait encore toutes les articulations du
bras droit ankylosées. Nous devons à M. le chef de clinique la note suivante : « J'ai appris depuis que cet homme,
« dont le bras semblait pour toujours condamné à l'inac-
« tion, s'était placé chez un marchand de vin, où il bou-

« chait des bouteilles avec une grande dextérité. » Ainsi donc voilà un homme qui a conservé son bras après un traumatisme excessivement grave, malgré les accidents qui sont venus interrompre et entraver la marche de la conso-lidation, et qui peut encore s'en servir pour gagner son existence.

N'est-ce pas là un succès réel que la méthode conserva-trice peut revendiquer hautement ?

OBSERVATION II

Fracture comminutive du corps de l'humérus droit par arme à feu. Conservation du membre.

Le blessé, ouvrier mécanicien du nom de Leven, est âgé de 21 ans ; breton. Il entre le 3 mars à l'hôpital. Cet homme a été blessé la nuit précédente, à une heure du matin, par un coup de fusil ; l'accident s'est produit dans les circonstances suivantes :

Leven revenait de chez son frère, cultivateur aux environs de Plouzané (Finistère). Arrivé au bourg de la Trinité, il se concha dans une meule de paille attenant à la ferme du sieur Foll et s'y endormit profondément. Vers une heure du matin, le sieur Foll et son garçon armés, le premier d'une fourche, le second d'un fusil chargé d'une balle de plomb coupée en dix morceaux, se mirent en quête d'un chien malade signalé dans les environs. C'est à ce moment que le garçon de ferme passant près de la meule de paille où était blotti L..., et trompé par l'apparence, lui envoya son coup de fusil à la distance de trois mètres environ. L..., une fois l'erreur reconnue, fut transporté dans la ferme et le Dr Sarzeau lui appliqua à quatre heures du matin un pansement provisoire.

Ce matin, à dix heures, le blessé se présente à l'hôpital où il est admis d'urgence.

Le pansement enlevé, on découvre une plaie lacéro-contuse, arrondie, de 0 m. 05 de diamètre siégeant à la partie postéro-externe du bras droit, à six centimètres au-dessus du coude.

Le doigt introduit dans la plaie s'y enfonce de bas en haut et un peu obliquement de dehors en dedans, permettant de constater une fracture de l'humérus et des fragments multiples siégeant au tiers inférieur. Il existe une mobilité anormale très grande; pas de déviation, le membre est gonflé et chaud ; on ne constate pas de plaies de sortie ; mais sur tout le pourtour de la plaie d'entrée principale la peau porte plusieurs trous qui sont autant d'orifices d'entrée des nombreux projectiles dont l'arme était chargée. Plusieurs esquilles osseuses, enduites de plomb, sont retirées; les parties molles sont fortement lacérées et contusionnées, les muscles et les aponévroses forment une bouillie informe. La partie antérieure du bras ne présente rien d'anormal, l'artère ne paraît pas lésée, car le pouls se sent bien à la radiale; cependant l'hémorrhagie a été abondante au moment de l'accident ; elle est complètement arrêtée à ce moment. Vives douleurs au siège de la fracture ; l'état général est satisfaisant. On lave et on irrigue largement la plaie avec une solution phéniquée ; on applique le pansement de Lister et on met le membre dans une gouttière. Potion de bromure de potassium, 2 gr. Eau de sedlitz, un verre. Le soir même la température s'élève à 38°,5.

Les 4, 5, 6, 7 mars. — La fièvre se maintient avec une température matinale de 38°,4, vespérale de 39°,5 en moyenne.

Le 8 mars. — Le thermomètre ne marque le matin que 37°,5 et ne s'élève le soir qu'à 38°. La suppuration est franchement établie, mais elle est très abondante ; le pus est grisâtre, fétide. Une contre-ouverture s'est produite spontanément à la face postérieure du bras et il en est sorti un morceau de plomb; on introduit un trocart courbe dans la plaie d'entrée et on essaie de lui faire suivre le trajet de la balle ; on arrive à contourner l'humérus, mais il est impossible de rejoindre la peau du côté opposé.

Le 9 mars. — La température matinale remonte à 38°, vespérale à 39°,5. On a pu rejoindre la peau du côté opposé à la plaie d'entrée au moyen d'une sonde de gomme munie de son mandrin ; une contre-ouverture a été faite au bistouri et l'on établit deux drains, l'un superficiel, l'autre profond longeant l'humérus et traversant le bras de part en part ; tous deux vont du coude jusqu'à l'aisselle.

La température se maintient jusqu'au 18 mars à 38° et quelques dixièmes le matin, le soir elle atteint 40°, en moyenne. La fièvre cesse le 18 mars, et la température reste normale ; la suppuration est toujours abondante, mais moins fétide que celle des premiers jours. On soutient le malade par un régime fortifiant, du vin de quinquina et de l'eau vineuse.

Le 21 avril. — Le blessé est pris de fièvre ; la température monte le soir jusqu'à 39° ; la fièvre dure jusqu'au 24 en présentant une moyenne matinale de 38° et une moyenne vespérale de 38° et quelques dixièmes. A partir de ce jour jusqu'au 11 juin, la fièvre n'existe plus que le soir et ne dépasse guère 38°,5.

Le 5 juin. — On enlève l'un des drains qui est remplacé par un autre d'un plus petit diamètre.

Le 11 juin. — Le bras est en bonne voie de guérison ; la suppuration est moins abondante, l'état général est bon ; les doigts ankylosés sont soumis tous les jours à des manœuvres de massage.

Le 20 juin. — On remplace le second drain par un autre plus petit ; la consolidation des fragments est opérée, les mouvements de l'épaule s'exécutent assez facilement, l'articulation du coude est ankylosée ; les mouvements de l'avant-bras sont peu étendus.

Le 2 septembre. — On extrait un petit fragment de plomb ; la suppuration est peu abondante ; un petit drain traverse toujours le bras et joue facilement dans la plaie.

Le 29 septembre. — Le blessé sort de l'hôpital, par application du règlement sur le temps de séjour des malades à l'hôpital ; l'état du bras est le même qu'à la date du 2 septembre.

Il entre de nouveau le 10 octobre ; on enlève le drain qui traversait le bras et on agrandit avec le bistouri l'ouverture principale pour pouvoir reconnaître la cause de cette suppuration interminable ; l'index introduit dans la plaie fait constater la friabilité de l'os du fragment

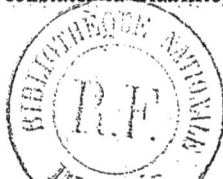

inférieur notamment qui n'est pas encore soudé au supérieur. On rencontre et on extrait un nouveau morceau de plomb (le neuvième) et on introduit un drain à fond perdu.

On continue le pansement antiseptique à l'acide phénique et le malade peut circuler, le bras maintenu par une écharpe simple.

Le 20 décembre. — Cicatrisation complète de la plaie agrandie, transformée consécutivement en trajet fistuleux dont la suppuration s'est tarie depuis quinze jours. La cicatrice est adhérente au trajet fistuleux ; la consolidation osseuse semble complète, mais le cal est difforme, et sur la face externe du bras très épaissi.

Les muscles sont atrophiés, le deltoïde surtout ; le bras ne peut être élevé au-delà de l'horizontale ; l'articulation du coude est ankylosée, les mouvements d'extension et de flexion sont limités dans un angle de 45° environ autour de la flexion à angle droit, de l'avant-bras sur le bras. Pas de douleurs. L'état général est très bon. Le blessé sort de l'hôpital pour jouir d'un congé de convalescence.

Voilà un nouveau cas de fracture comminutive du bras, mais plus grave que le précédent ; sa gravité est due tout entière à son origine ; on sait que les fractures par arme à feu, par l'éclatement des os, par l'attrition profonde des tissus autour du trajet suivi par le projectile, par la présence des corps étrangers, exposent bien souvent aux accidents d'une suppuration osseuse inévitable, tels'qu'inflammations phlegmoneuses très étendues, abcès, fistules, nécroses. M. Gosselin a particulièrement insisté sur le rôle de ces tissus sphacélés dans la production de la fièvre traumatique, infection putride des premiers jours, comme il l'appelle, et des autres formes de la septicémie. « La formation de putridités, dit-il, conséquence du travail de destruction qui suit le traumatisme, entre en première ligne au début. Cette putridité est, suivant la nature des

« plaies, plus ou moins prononcée ; là se trouve la raison
« des différences constatées dans la pratique. » Dans le
cas que nous analysons, cette attrition est d'autant plus
grande que le projectile était divisé en dix morceaux qui
tous ou presque tous ont pénétré dans le bras, et chacun
d'eux a produit une zône de contusion autour de son trajet.
De tous ces morceaux de plomb, on ne peut retirer que
quelques-uns ; les autres joints aux fragments osseux dis-
séminés dans le foyer vont, avant d'être éliminés, entretenir
une suppuration prolongée. Le blessé se trouve-t-il dans des
conditions qui permettent d'espérer qu'il fasse les frais
d'une pareille déperdition ?

Son âge, sa constitution robuste, son isolement possible
sont autant de considérations qui militent en faveur de la
méthode conservatrice et l'on s'y décide. Mais, en prévision
de cette suppuration fétide dès le début, on a recours au
lavage de la plaie et à son drainage au moyen de tubes
de caoutchouc dont l'avantage est de permettre, comme
nous l'avons vu, le retrait graduel des parois du foyer.

Comme antiseptique, on choisit le pansement de Lister,
qui, d'après M. Gosselin, ne modifie pas seulement la sécrétion des liquides, mais présente les avantages de l'occlusion, et qui, d'après M. Desprès, cautérise les ouvertures
des vaisseaux béant dans la plaie, les oblitère et s'oppose
ainsi à une absorption immédiate.

Les faits donnèrent raison à cette pratique : la fièvre
traumatique fut des plus bénignes, la suppuration, tout en
étant fort longtemps entretenue par la présence des fragments osseux et des morceaux de balle qu'on dut retirer

successivement de la plaie anfractueuse, perdit en peu de jours sa fétidité.

Il y eut bien quelques poussées phlegmoneuses qui se terminèrent par des abcès aussitôt incisés ; mais la fracture n'en marcha pas moins vers la consolidation qui fut complète au bout de neuf mois de séjour à l'hôpital. L'état général resta excellent. — Le résultat au point de vue fonctionnel peut être considéré comme bon ; s'il y a atrophie partielle des muscles et ankylose assez prononcée du coude, le membre n'est pas inutile et gênant ; les fonctions de la main et des doigts sont maintenues, malgré l'ankylose dont ces derniers furent atteints dans le cours du traitement et qu'un massage approprié fit disparaître assez rapidement.

En présence de traumatismes tels que ceux qui viennent d'être exposés, et de l'heureux résultat qui a couronné la pratique prudente suivie depuis leur origine jusqu'à leur terminaison, on peut poser en principe, qu'une fracture comminutive du bras, avec attrition des parties molles, broiement des os, et même fissure jusqu'à l'articulation du coude, ne conduit pas nécessairement à l'amputation aux conditions suivantes :

1° Intégrité absolue de l'artère principale d'un membre dont toutes les parties au-dessous de la lésion vont avoir si grand besoin de nourriture ;

2° Immobilisation aussi absolue que possible ;

3° Milieu antiseptique ;

4° Pansements antiseptiques ;

5° Bonne hygiène ;

6° Constitution moyenne.

OBSERVATION III

Fracture comminutive du coude par arme à feu. Trajet de la balle à travers le massif de l'articulation. Section de la branche profonde ou musculaire du nerf radial. Guérison par la conservation.

Le blessé est un juif, âgé de 25 ans, doué d'une constitution robuste. Il se présente à l'hospice tenu par des sœurs de charité, de l'ordre de Saint-Vincent de Paul, cinq jours après l'accident, et raconte que le 30 avril 1879 au soir, il a reçu au bras droit un coup de revolver tiré à bout portant; il était vêtu au moment de l'agression d'une vareuse de laine et d'une chemise sur lesquelles se voit la trace du projectile.

La balle, entrée à l'avant-bras, à quatre travers de doigt au-dessous du pli du coude, immédiatement en arrière de la face externe du radius, était sortie également à quatre travers de doigt au-dessus, à la face postéro-externe du bras, suivant ainsi une direction un peu oblique de bas en haut et de dehors en dedans à travers l'articulation du coude; la longueur du trajet ainsi formé est de 18 centimètres.

L'hémorrhagie aurait été très abondante (plusieurs litres, dit le blessé), mais aucune grosse artère n'a été blessée, à coup sûr, l'écoulement du sang ayant facilement cédé à la réfrigération et au tamponnement exécutés par un médecin militaire turc. Depuis, il a été traité par des compresses d'eau-de-vie camphrée.

Le bras blessé est tuméfié, rouge, chaud, surtout au niveau de l'articulation du coude; l'inflammation s'étend en bas jusqu'au poignet, en haut jusqu'au milieu du bras, la suppuration est très abondante et fétide. La pression est douloureuse au niveau du col du radius, du condyle de l'humérus et de l'olécrâne qui sont déplacés, surtout cette dernière apophyse qui est fortement remontée; le gonflement des tissus ne permet pas de reconnaître la dépression classique. En tous ces endroits, on perçoit une crépitation manifeste.

Il y a subluxation de la tête du radius en dehors et un peu avant ; le coude est dans la demi-flexion, mais obéit aux mouvements d'extension et de latéralité qu'on lui imprime.

La sensibilité est conservée partout. La flexion du poignet et des doigts est possible, l'extension est abolie ; il y a eu section ou tout au moins compression de la branche musculaire du nerf radial. Les pouls radial et cubital se sentent bien.

Un mot de l'apparence extérieure des orifices. Elle offre ici tous les caractères décrits par Dupuytren. L'orifice de l'avant-bras ou d'entrée est contus, étroit et comme taillé à l'emporte-pièce, avec quelques éraillures des téguments vers le bord supérieur, ce qui fait présumer que l'arme était dirigée à 45 degrés par rapport à l'axe du membre, l'orifice du bras est, au contraire, large, irrégulier, évasé en entonnoir et offre des saillies dues aux parties molles repoussées en dehors. Le blessé ne peut fournir aucun renseignement précis sur la position qu'avait son membre au moment de l'attaque.

Le stylet, introduit dans la plaie d'entrée, s'arrête à 7 centimètres en butant contre le radius ; il s'arrête également dans l'orifice de sortie à huit centimètres à peine, pénétrant dans l'articulation en longeant le bord externe de l'apophyse olécrâne. Une sonde en gomme élastique, passée de même par chaque orifice, ne peut davantage reconstituer le trajet de la balle. L'examen du vêtement ne dénote pas de perte de substance ; il est probable qu'il n'y a pas de morceau d'étoffe dans la plaie.

La réaction est intense : la langue est assez saburrale, le pouls fréquent (112 pulsations) et, depuis hier soir, le blessé a éprouvé de la céphalalgie, des frissons et de la chaleur ; pas de vomissements.

Immobilisation de l'articulation au moyen d'une large bande de diachylon dans l'espace compris entre les deux orifices, l'avant-bras étant maintenu dans la demi-flexion. Puis, introduction dans chaque orifice d'un drain en V ; une injection phéniquée est poussée dans chaque tube ; des plumasseaux de charpie imbibés de la même solution, des compresses longuettes, une toile cirée, complètent le pansement ; l'avant-bras est soutenu par une écharpe. Sulfate de quinine, 0 gr. 50.

Le malade devra venir tous les matins se faire panser au dispensaire des sœurs.

Les 6,7 mai. — Fièvre avec exacerbation vespérale. Sulfate de quinine 0,50.

Le 8 mai. — Pas de fièvre ; le sulfate de quinine est supprimé. La suppuration est toujours abondante ; mais le pus est louable et moins fétide.

Même pansement jusqu'au 22 mai ; la suppuration a considérablement diminué ; le drain est repoussé de l'orifice d'entrée ; il est remplacé par une mèche cératée.

Le 29 mai. — La plaie d'entrée ne comporte plus de mèche ; le drain tient toujours dans l'orifice de sortie.

Le 31 mai. — Ce matin apparition d'un érysipèle autour de la plaie du bras ; la rougeur s'étend jusqu'au tiers supérieur du bras ; quelques phlyctènes ; engorgement des ganglions axillaires ; état général assez mauvais ; langue saburrale, constipation, céphalalgie, fièvre.

L'érysipèle est limité par un trait au crayon de nitrate d'argent. Le drain est supprimé et remplacé par une mèche cératée ; pommade belladonée et large cataplasme sur le bras. Eau de Sedlitz, une bouteille ; sulfate de quinine 0,50.

1er juin. — Amélioration sensible dans l'état local et général du malade ; l'érysipèle n'a pas dépassé le trait au nitrate d'argent ; la rougeur est moins vive. Pansement au glycérolé d'amidon ; potion à l'extrait de quinquina 4 gr.

2 juin. — Les plaques érysipélateuses ont considérablement pâli ; la plaie de l'avant-bras est complètement cicatrisée. Même pansement de l'érysipèle ; même potion.

5 juin. — L'érysipèle est en voie de desquamation ; suppression de la mèche de la plaie du bras ; pansement au cérat.

20 juin. — La plaie du bras est complètement cicatrisée ; la pression autour de l'articulation du coude ne provoque plus de douleur.

L'appareil est retiré. — Ankylose du coude dans la demi flexion, contre laquelle M. Pfihl fait commencer les mouvements. Paralysie des extenseurs du bras, attestant que le nerf radial a été sectionné par la balle.

Cette observation nous montre tout ce que l'on peut espérer de l'expectation, même dans les cas les plus graves des lésions articulaires, quand le sujet se trouve placé dans de bonnes conditions. Comme état local, tous les éléments de gravité se trouvent accumulés dans cette fracture : os broyés dans l'article, en communication avec l'air extérieur, déchirure de la capsule synoviale, parties molles contuses dans une certaine étendue. Ainsi que toutes les fractures articulaires par armes à feu, cette blessure devait infailliblement amener une arthrite traumatique excessivement violente dont les dangers sont si connus ; une suppuration fétide et prolongée, pouvant conduire aux accidents de la septicémie, l'ostéite du tissu osseux spongieux des extrémités articulaires et leur nécrose consécutive ; enfin, par le mélange de synovie aux liquides qui doivent former le cal, la non-consolidation de la tête du radius et de l'apophyse olécrâne, ainsi que Jarjavay en présente plusieurs exemples dans sa thèse de concours, sur les fractures des articulations. Paris 1851.

L'effrayant pronostic porté par Ledran, Dupuytren, Fournier, dans le cas de plaies faites à une grande articulation par une balle, était, jusque dans ces temps derniers, presque considéré comme un axiôme ; la *guérison*, disaient-ils, *est impossible*, la *mort inévitable*. Nélaton, comme ses devanciers, y voyait les indications d'une opération radicale et M. Gosselin n'hésita pas à pratiquer, dans un cas à peu près semblable au nôtre, la résection des extrémités

articulaires. L'exemple de si grands maîtres eût sans doute
conduit notre collègue à choisir entre ces opérations, si le
malade se fût présenté avant la période inflammatoire;
mais, cinq jours après l'accident, l'opération n'eût plus été
qu'intermédiaire et la statistique nous a appris les résultats fâcheux des amputations et surtout des résections
faites à cette époque. Des considérations d'ordre secondaire, mais d'une réelle importance venaient encore militer
en faveur de l'expectation. Le blessé était d'une constitution
robuste, habitait la campagne, n'était atteint d'aucune diathèse, toutes conditions qui pouvaient faire espérer une
suppuration sans accidents de septicémie. Ce principe posé,
il y avait deux indications principales à remplir :

1° Immobiliser l'articulation en demi flexion, l'ankylose
étant inévitable;

2° Favoriser l'écoulement du pus en empêchant les orifices de se fermer.

Pour atteindre le premier but, il n'était pas possible
d'employer le bandage classique des fractures du coude :
deux attelles en carton, l'une à la face antérieure, l'autre
à la face postérieure de l'articulation, maintenues par un
bandage inamovible fenêtré au niveau des plaies. L'abon-
dance de la suppuration, le gonflement douloureux des
tissus s'opposaient à son emploi, et notre collègue se contenta d'appliquer, comme appareil de contention, une
large bande de diachylon, sorte de bandage de corps. Le
bras avait été mis en demi flexion; c'était là d'ailleurs l'at-
titude préconisée par les anciens chirurgiens dans le traitement des fractures de l'olécrâne, bien qu'elle amène forcé-
ment une consolidation par cal fibreux de cette apophyse.

Pour remplir la deuxième indication, M. Pfihl eût voulu pouvoir faire passer un drain par le trajet suivi par la balle, allant de l'orifice d'entrée à l'orifice de sortie ; mais ni le stylet ni une sonde de gomme élastique n'avaient pu pénétrer de chaque côté dans une étendue de plus de huit centimètres ; il dut se contenter d'introduire deux drains à fond perdu et de compléter le pansement par des lavages et des topiques imbibés d'une solution phéniquée. Ce fut à regret qu'il renonça à l'irrigation continue tant vantée, dans ce cas, par tous les chirurgiens et en particulier par Nélaton, mais le blessé demeurait fort loin, et il était nécessaire qu'il vînt tous les jours se présenter au médecin.

Comme nous l'avons vu par les détails consignés dans l'observation, le résultat fut des plus satisfaisants : la fièvre céda en peu de jours, la suppuration favorisée par l'écoulement facile du pus ne fut traversée d'aucun accident sérieux ; c'est à peine si l'érysipèle qui apparut trente jours après l'accident, doit être mentionné, tant il fut léger et vite limité, et la guérison survint cinquante jours après le coup de feu, avec une ankylose en demi-flexion qui laissa quelque espoir d'être en grande partie corrigée par des mouvements méthodiques, ce que ne put malheureusement vérifier notre collègue, obligé de quitter le pays.

OBSERVATION IV

Fracture comminutive du coude gauche, compliquée de plaie. Conservation
du membre avec ankylose de l'articulation.

Le Cloître, ouvrier charpentier au port de Brest, est âgé de 21 ans,
né à Lambezellec (Finistère). Ce jeune homme entre le 29 décembre
à l'hôpital. La veille, en travaillant sur le vaisseau « Le Suffren »,
il est tombé d'un échafaudage d'une hauteur de cinq mètres sur les
pavés qui forment le fond du bassin dans lequel se trouve ce navire.
Le coude gauche a porté dans sa chute et il en est résulté une fracture comminutive communiquant avec l'extérieur. Le malade a pu se
rendre à pied à l'hôpital. A son entrée, on constate un peu de gonflement du coude qui est déformé, et, au milieu de la face postérieure
de l'extrémité supérieure du cubitus, deux petites plaies transver-
sales, à peine longues d'un centimètre chacune, par lesquelles s'écoule
une certaine quantité de sang, mélangé, dit-il, au moment de l'accident, d'un liquide visqueux. A la palpation, on constate la présence
d'un fragment d'os complètement mobile, qui est retiré aussitôt, après
agrandissement de la plaie. Cette esquille, qui a environ deux centimètres de long, semble appartenir au cubitus, à son niveau avec
l'olécrâne, qui est remontée au-dessus de la ligne horizontale passant
par l'épicondyle et l'épitrochlée ; on trouve un vide à sa place. Ces
deux signes sont des indices certains de la fracture de cette apophyse.
Rien du côté de l'extrémité supérieure du radius. Le membre est dans
une demi-flexion très prononcée, ce qui fait paraître encore plus
grande la dépression laissée par le déplacement de l'olécrâne attirée
par le triceps brachial. On applique le pansement de Lister et le
membre est immobilisé dans une gouttière coudée.

L'état général est satisfaisant ; pas de fièvre, T. 37°,7 ; pouls, 90 ;
la langue est un peu saburrale ; pas d'appétit.

Potion au bromure de potassium, 4 gr. ; limonade tartarisée miellée ;
eau de sedlitz, un verre.

Pas de fièvre les jours suivants. Pansement de Lister.

Le 31 décembre. — En changeant le premier pansement, on a trouvé les deux petites plaies à peu près cicatrisées ; pas de suppuration ; mais beaucoup de sang dans le pansement. Pas d'inflammation, pas de douleurs ; un peu de gonflement de la main ; état général satisfaisant. Vin de quinquina 60 gr.

Le 10 janvier. — Le malade reste dans le même état, les plaies se sont fermées sans inflammation, ni suppuration ; un peu de gonflement de l'avant-bras et de la main, gouttière de gutta-percha doublée de coton en dedans.

12 janvier. — On constate au niveau de l'épicondyle la présence d'une esquille dont l'extrémité menace de percer la peau qui est amincie. Cette esquille n'est point mobile.

24 février. — L'esquille finit par percer la peau.

26 février. — La température monte subitement à 40°, on constate une violente céphalalgie et un embarras gastrique très prononcé ; rougeur érysipélateuse sur le pourtour du fragment osseux faisant saillie au coude. Sulfate de quinine 0,50. Eau de sedlitz, un verre.

27 février. — T. M. 39°,5. T. V. 40°,3.

28 février. — T. M. 39°,3. T. V. 40°,5.

L'érysipèle a gagné la face postérieure du bras. Epistaxis abondante ce matin.

Du 1er mars jusqu'au 8 mars. — T. M. 39°, en moyenne T. V. 40°,3. La rougeur est moindre à la partie supérieure du bras, mais elle persiste dans le reste du membre et s'étend jusqu'à la moitié de l'avant-bras. La rémission matinale est d'environ un degré. La langue est blanche, la céphalalgie persiste ; en outre on perçoit au niveau de la face externe du coude une sorte de fluctuation profonde encore mal dessinée. Tilleul. Potion au bromure de potassium 2 gr.

Le 6 mars. — Ce matin, on a fait une incision de 2 cent. à la face externe du coude ; écoulement de pus situé profondément, la sonde cannelée s'enfonce dans le bras de 5 à 6 cent. vers le creux de l'aisselle. Un drain est établi. Eau vineuse ; même potion bromurée.

8 mars. — T. M. 37°,5. T. V. 38°,5. Depuis hier, éruption vé-

siculeuse, entourée d'une auréole rougeâtre, sur la partie gauche de la face antérieure du thorax. Amélioration dans l'état général. Un stylet introduit dans la plaie arrive directement sur l'humérus qui semble à nu et dépourvu de périoste. Eau vineuse. Potion à l'extrait de quinquina, 2 gr. et au vin de Banyuls 100 gr.

Du 9 mars jusqu'au 23. — La température du soir reste dans les environs de 40 degrés, avec quelques rémissions de temps en temps ; le matin, la fièvre est moins forte et le thermomètre oscille entre 38°,3 et 40°, il atteint rarement ce dernier chiffre, l'hecticité est manifeste, amaigrissement, un peu de diarrhée, quelques sueurs, pas de ballonnement du ventre cependant. Traitement tonique et antipyrétique. Eau vineuse, potion *ut supra*, sulfate de quinine, 0,30, jus de viande, 100 gr., café, régime à volonté. Potion au sous-nitrate de bismuth 2 gr. et au laudanum 10 gouttes. Pansement de Lister. Un drain est passé sous le biceps et l'artère humérale allant de dehors en dedans du bras ; ce qui permet le lavage des parties profondes avec une solution phéniquée.

Le 23 mars et les jours suivants, la température présente une rémission d'un degré environ soir et matin.

26 mars. — Amélioration dans l'état du bras ; le malade se plaint de douleurs dans la fesse au niveau de l'ischion. Le thermomètre remonte le soir d'un degré pendant quelques jours.

Du 7 avril au 28. — Apyrexie complète le matin, sauf pendant un ou deux jours ; mais la température présente le soir les écarts les plus grands, atteignant quelquefois 39°, souvent normale, mais restant en moyenne dans les environs de 38°,3 ; toutefois on remarque une forte tendance vers la rémission à partir du 20 avril. Dans cet intervalle, il s'était produit une fluctuation à la partie postérieure du bras ; le 8 avril, une ponction faite au bistouri, donna issue à une grande quantité de pus verdâtre, fétide, ayant séjourné dans les tissus. Lavage de la poche purulente au moyen d'injections phéniquées.

Du 30 avril jusqu'à la guérison (12 août) apyrexie complète soir et matin.

Le 20 mai. — Un décollement s'étant produit à la partie postérieure du bras, on applique un cautère à la pâte de Vienne pour déterminer des adhérences ; peu de douleur, suppuration moins abondante. Etat général très bon.

18 juin. — On enlève les drains et on les remplace par d'autres plus petits. Vin de Banyuls ; H. F. M. une cuillerée, jus de viande 100 gr.

16 juillet. — Les drains sont supprimés, le pansement antiseptique est remplacé par un pansement humide.

11 août. — Le blessé sort guéri avec ankylose complète du coude à angle droit.

En lisant cette observation, on est frappé du peu d'éclat des symptômes inflammatoires primitifs comparé à l'intensité des désordres survenus à une époque tardive et du danger qu'ils ont fait courir au blessé. Il était évident que l'expectation seule était indiquée aux premiers jours de la fracture ; si l'os fracturé était en communication avec une articulation ouverte, il n'en est pas moins vrai que cette fracture intra-articulaire était aussi simple que possible.

De nos jours, en pareille circonstance, aucun chirurgien ne songerait à recourir à une opération primitive qui exposerait, plus que la fracture elle-même, le sujet aux accidents de la fièvre traumatique. Mais, il n'en fut plus ainsi lorsque par suite d'une ostéo-myélite, dont l'origine fut l'esquille, l'on fut en présence d'une inflammation phlegmoneuse excessivement violente, avec décollement du périoste pouvant être suivi d'une nécrose étendue de l'humérus, de fusées purulentes, se faisant jusqu'à l'aisselle, de vastes clapiers, enfin de la fièvre traumatique tertiaire, comme l'appelle M. Gosselin, c'est-à-dire de la septicémie chronique ou hecticité. Ces vastes désordres anatomiques,

cet empoisonnement lent du sujet pouvaient faire craindre
une issue fatale, si l'on ne se décidait au moins à une résection après la pause des premiers phénomènes inflammatoires.
C'eût été une résection secondaire, par conséquent préfé-
rable à l'expectation, de l'avis de beaucoup de chirurgiens,
au point de vue de la mortalité ; mais il eût été à redouter
que l'état des parties molles présentant des altérations
assez étendues et mal limitées, que le décollement du périoste, sa mortification, ne permettant pas de faire une résection sous-périostée, on ne fût conduit à pratiquer l'amputation à la partie supérieure du bras, ou même la dé-
sarticulation, toujours dangereuses même comme opérations
secondaires.

En admettant la possibilité d'une résection, il y avait
encore à considérer ses résultats fonctionnels et l'on sait
qu'ils sont peu satisfaisants ; en effet, la perte des mouvements de pronation et supination du bras est la règle ;
rarement la flexion et l'extension du coude sont conservées ;
le plus souvent les membres sont ballants, passifs, quand
ils ne sont pas douloureux ou paralysés. C'est toujours une
opération nuisible, dit Drackmann, en raison des insuccès
fonctionnels qu'elle donne. En Amérique, l'ankylose a toujours été la règle.

Cette perspective et les espérances fondées sur l'irrégu-
larité de la fièvre hectique, sur sa tendance à diminuer d'intensité, par suite des lavages souvent répétés avec la solution phéniquée, enfin sur le tempérament robuste du sujet,
firent préférer l'expectation, et la guérison, par l'ankylose
en demi-flexion, bien que tardive, démontra combien on
avait eu raison d'adopter cette façon de faire.

OBSERVATION V

Fracture du tiers inférieur de la cuisse, compliquée de plaie, chez un alcoolique. — Conservation du membre. — Guérison par pseudarthrose.

Le blessé est un nommé Charles, âgé de 49 ans, forgeron au port militaire de Brest (On n'a pu avoir aucun renseignement sur le lieu de sa naissance).

Cet homme entre le 16 avril 1880 à l'hôpital. Quelques heures auparavant il travaillait, au pilon des forges, à élargir un morceau de fer, quand un poinçon du poids de 20 kilogs environ, placé entre le morceau de fer et le pilon, se trouva violemment chassé par la chute de ce dernier et vint frapper avec une assez grande force la partie antéro-externe de la cuisse gauche de l'ouvrier. Renversé par le choc, cet ouvrier ne put se relever, le membre atteint fléchissant sous lui ; son pantalon était déchiré et taché de quelques gouttes de sang faisant issue par une petite plaie.

Il fut dirigé immédiatement sur l'hôpital, après un premier pansement fait à l'ambulance du port. A son entrée, le membre est gonflé, douloureux, violacé, incapable de mouvement ; il y a impossibilité absolue pour le malade de détacher le talon du lit sur lequel on l'a mis. On constate la déformation caractéristique des fractures au corps du fémur, c'est-à-dire un déplacement angulaire assez marqué en avant et en dehors, qu'on accentue encore, si on soulève le membre en passant la main entre le lit et la cuisse au-dessus du point fracturé ; il s'est fait en même temps une rotation de la jambe et du pied en dehors. Si maintenant on cherche à mouvoir le membre par les procédés ordinaires, on obtient une mobilité anormale en plusieurs sens ainsi qu'une crépitation manifeste et une douleur localisée au tiers inférieur de la cuisse.

Le raccourcissement de la cuisse est de quatre à cinq centimètres ; on s'en assure par le procédé de mensuration proposé par M. Giraud-Teulon. La plaie des téguments est peu considérable ; on ne sait tout

d'abord si elle communique avec le foyer de la fracture, et par prudence on se contente de l'obturer avec un morceau de baudruche collodionnée en s'abstenant de toute exploration.

Le blessé est mis dans une gouttière de Bonnet, après redressement
opéré avec beaucoup de peine ; et la cuisse recouverte de compresses
résolutives ; un coussin et une attelle sont placés à la partie antérieure
du siège de la fracture pour prévenir le déplacement angulaire. On
applique en outre au membre une extension continue de 5 kilog.,
fixés par le procédé de Benjamin Anger.

Tilleul. Potion bromurée à 4 grammes.

17 avril. — Pas de sommeil la nuit dernière. Le gonflement de la
cuisse paraît avoir un peu diminué ; pas de douleur dans le membre
fracturé ; pas de fièvre. État général satisfaisant.

18 avril. — Ce matin, la cuisse et le genou sont gonflés. Les veines superficielles sont très dilatées. La température du membre inférieur, dont on avait déjà constaté l'abaissement à l'entrée du blessé à
l'hôpital est encore plus basse ; elle varie même suivant les régions :
la partie externe est beaucoup plus froide que la partie interne.

Le malade accuse une diminution de sensibilité dans le membre
blessé. Pas de phlyctènes. T. M = 37°,6. Potion bromurée 4 gr.
Eau de Sedlitz, un verre ; 20 sangsues sur le genou.

19 avril. — T. M. = 37°,5. — T. V. = 38°,4. Le gonflement
de la cuisse et du genou a considérablement augmenté ; le genou a
pris une forme globuleuse ; la mensuration donne un écart de 4 centimètres entre son volume et celui du genou droit ; épanchement notable dans l'articulation. La chaleur est revenue dans le membre fracturé ; on sent distinctement les pulsations de la tibiale postérieure et
de la pédieuse. Les veines superficielles qui, hier encore, étaient très
gonflées, se sont affaissées et ont repris leur volume normal. Potion
bromurée 4 gr. — La gouttière de Bonnet est remplacée par celle de
Beau.

Les 20, 21, 22 avril. — La température, normale le matin, atteint
le soir 38°,3 en moyenne.

23 avril. — La rougeur née sur les bords de la plaie, s'étend à

toute la partie supérieure de la cuisse et à la fosse iliaque droite ; le gonflement a légèrement diminué. Les plaies produites par les piqûres de sangsues suppurent, ainsi que la plaie produite par l'instrument vulnérant : tout le pourtour de cette plaie est gonflé ; état général satisfaisant. T. M. = 37°,4. T. V. = 37°,5.

Du 24 au 30 avril. — T. M. = normale ; T. V. = 38 degrés et quelques dixièmes. Les jours suivants pas de fièvre.

4 mai. — Diarrhée depuis hier soir. Tisane de riz. Sous-nitrate de bismuth, 2 gr. en deux paquets.

7 mai. — La plaie des téguments est guérie. On sent un fragment du fémur très rapproché du côté externe du membre. Redressement graduel et coussins épais avec attelles.

10 mai. — Fluctuation à la partie externe de la cuisse, incision avec une lancette, donnant issue à une grande quantité de pus rougeâtre, mélangé à du sang noir. On se voit obligé par cet incident, de cesser et la compression des fragments, et l'extension continue par les poids. Cette dernière est remplacée par des bandelettes collodionnées, au membre de quatre, fixées parallèlement au membre, et allant se réunir au niveau de la plante du pied, pour s'attacher à un des barreaux du lit.

11 mai. — Suppuration abondante ; il est sorti de la plaie quelques caillots parfaitement organisés, dont la formation doit remonter au moment de l'accident.

12 mai. — Ce matin, en pressant légèrement sur la face externe de la cuisse, on en fait sortir un flot de pus rougeâtre. L'état général est toujours bon. Vin de quinquina, 60 grammes.

15 mai. — La suppuration diminue, l'orifice du trajet fistuleux se ferme.

22 mai. — La suppuration a disparu ; le fragment osseux que l'on sent au côté externe de la cuisse paraît adhérer au fémur.

11 juin. — La fracture paraît continuer à se consolider. État général bon.

Le 8 juillet. — On enlève le malade de la gouttière de Beau ;

comme on l'avait prévu, la fracture est réunie par un cal fibreux ; mobilité dans tous les sens du fragment inférieur ; les muscles sont atrophiés surtout à la partie postérieure de la cuisse.

29 juillet. — La fracture est toujours dans le même état. Même mobilité anormale. On cherche à produire l'irritation des fragments en frottant les deux bouts de l'os fracturé l'un contre l'autre ; frictions avec eau-de-vie camphrée.

18 septembre. — Même mobilité anormale ; les deux fragments sont séparés par un intervalle de deux ou trois centimètres.

29 novembre. — Depuis dix jours environ, les membres supérieurs du malade sont devenus le siège d'une paralysie qui, limitée d'abord aux doigts auriculaires des deux mains, a envahi les autres muscles du bras tout entier, en suivant une marche progressive jusqu'à l'épaule. C'est au bras gauche que le phénomène est le plus accentué. La sensibilité est conservée ; il n'y a pas d'amaigrissement, pas d'atrophie musculaire progressive. Le blessé déclare qu'il marche beaucoup à l'aide de béquilles mal rembourrées ; d'où l'origine probable du mal par compression du plexus brachial dans le creux axillaire. Frictions à l'eau-de-vie camphrée. Bains sulfureux.

15 janvier 1881. — La paralysie des membres supérieurs commence à diminuer.

22 mai 1881. — Le malade sort de l'hôpital sur sa demande ; la paralysie des membres supérieurs a complétement disparu.

Le blessé est porteur depuis huit mois d'un bandage silicaté qui embrasse tout le membre inférieur gauche ainsi que le bassin, et sous lequel ont été disposées deux attelles en fil de fer galvanisé, l'une antérieure et l'autre postérieure ; la pseudarthrose de la cuisse est toujours dans le même état ; les fragments du fémur qui forment entre eux un angle ouvert en dedans, se sentent parfaitement à la palpation et sont terminés par une tête renflée. Le fragment inférieur paraît avoir chevauché en haut et en dehors sur le fragment supérieur. Les mouvements sont très marqués de dedans en dehors, mais moins d'avant en arrière. Raccourcissement du membre de 4 à 5 centimètres. Le malade ne peut se tenir debout qu'avec des béquilles ou un bâton. Ankylose complète du genou.

Le blessé entre de nouveau à l'hôpital, le 28 mai 1882 et en sort après un séjour de sept mois environ sans qu'il soit survenu la moindre amélioration dans l'état de la cuisse.

Nouveau séjour pendant l'année 1882.

Au 15 novembre 1883, le blessé, rencontré plusieurs fois, marche assez facilement avec un appareil contre la pseudarthrose qui part du bassin pour finir par une bottine à semelle et à talon élevés, destinés à lutter contre le raccourcissement. L'appareil assez grossièrement fabriqué pourrait être rendu plus léger, au grand bénéfice de la circulation du membre qui s'engorge facilement.

L'observation que nous venons de reproduire in-extenso n'est peut-être pas un exemple suffisant de l'excellence de la méthode conservatrice, car elle ne présente à la vérité l'indication d'agir radicalement à aucun moment du cours de la maladie. Nous n'avons cependant pas hésité à la relater, la trouvant digne d'intérêt à plus d'un titre. D'abord, elle nous offre la particularité d'une plaie pouvant communiquer avec le foyer de la fracture, sans indices certains de cette communication. Le cas eût embarrassé les anciens praticiens décidés à opérer toutes les fois que l'air pénètre jusqu'à l'os fracturé, la possibilité d'une fissure se prolongeant jusqu'à l'articulation du genou, et, comme conséquence, d'une arthrite traumatique excessivement violente, serait encore venue, dans ce cas, assombrir leur pronostic.

De nos jours, le chirurgien, sans méconnaître la possibilité de tous ces accidents, mais mieux armé contre eux, ne pouvait songer à une opération radicale. En présence d'une complication de cette sorte, il devait seulement craindre l'entrée de l'air, si nuisible à la formation du cal, par l'inflammation et la suppuration osseuse qu'elle produit. Il n'eût pas été prudent cependant de chercher à s'en assurer, l'introduction d'un instrument explorateur pouvant produire cette communication dont l'absence était tant à désirer. Au contraire, il fallait obturer le passage le plus tôt possible ; c'est ce que M. le chef de clinique se hâta de faire ; il chercha également, sinon à empêcher l'inflammation, du moins à en diminuer l'intensité par le redressement du membre et son immobilisation.

La correction de la déformation et le maintien des fragments en place furent assez difficiles à obtenir. La gouttière de Bonnet, dont l'emploi est classique pour les fractures de cuisse, fut remplacée après deux jours d'essai par celle de Beau dont les articulations devaient permettre au blessé d'être moins fatigué par un repos prolongé ; des compresses imbibées d'un liquide résolutif furent accumulées sur le siège de la fracture, comme le fit M. Gosselin dans un cas semblable, dans le but de s'opposer par leur poids au déplacement angulaire. Peut-être même dépassat-on le but, en augmentant la compression par l'adjonction d'un coussin et d'une attelle placés sur la partie antérieure du membre ? Mais si l'inflammation se produisit aussi intense, ce fut surtout par la double cause d'une plaie faisant communiquer le foyer de la fracture rempli de sang avec l'air extérieur et du déplacement angulaire des fragments qui était des plus prononcés : elle eut pour résultat une pseudarthrose à la production de laquelle l'âge du blessé et ses habitudes alcooliques ne furent pas étrangères.

Quant à la crainte du sphacèle que pouvaient donner le refroidissement du membre et son anesthésie, elle fut de courte, durée ; ces phénomènes furent peu accentués et ne persistèrent que peu de temps ; d'ailleurs la persistance des battements dans les artères sous-jacentes, l'absence des phlyctènes firent espérer le rétablissement de la circulation.

L'arthrite du genou est une complication ordinaire des fractures du tiers inférieur du fémur ; elle produit infailliblement l'ankylose ; pour expliquer sa production il n'était pas nécessaire de faire intervenir la probabilité d'une fissure. M. Gosselin l'attribue, soit à l'extension vers la synoviale d'une infiltration sanguine qui partant de l'espace interfragmentaire vient se prolonger jusque dans le tissu sous synovial du genou, soit à la propagation le long du périoste de la phlegmasie du tissu osseux.

Quoi qu'il en soit, on ne peut considérer comme mauvais le résultat obtenu ; s'il y eut pseudarthrose de la cuisse et ankylose du genou, le raccourcissement du membre fut du moins très limité (4 à 5 centimètres au plus) ; réduit à ce chiffre, il ne suffit pas à lui seul pour entraîner la claudication.

Les inconvénients de la pseudarthrose furent combattus par l'emploi d'un appareil malheureusement compliqué, peu pratique et extrêmement lourd, ce qui avait fait songer un instant à la résection des fragments et même à la suture osseuse préconisée par plusieurs chirurgiens, et particulièrement par M. Béranger Féraud. Mais l'on sait combien peu il faut compter sur la régénération osseuse chez un adulte, et par suite on pouvait se trouver en présence d'un raccourcissement plus grand encore. Cette opération d'ailleurs, eût-elle réussi chez un blessé d'un âge avancé, épuisé par l'alcool et par une suppuration prolongée ? On préféra ne pas lui faire courir les chances d'une aussi grave opération dont les bénéfices étaient problématiques.

OBSERVATION VI

Fracture comminutive des deux os de la jambe droite à la partie moyenne. Conservation du membre. Consolidation avec raccourcissement de huit centimètres.

Le blessé, nommé Jaouen, est âgé de 23 ans, matelot fusilier, né dans le Finistère. Cet homme entre à l'hôpital le 12 février 1882, à 7 heures du matin ; il vient de faire une chute dans le port, en se rendant à bord du vaisseau « l'Océan. »

Il est très agité et semble en état d'ébriété, car il ne peut donner aucune explication sur le lieu de l'accident. Son pantalon est déchiré et un fragment d'os fait saillie en dehors ; il est aussitôt fendu avec des ciseaux et l'on constate à la partie moyenne de la jambe droite, la présence d'une vaste plaie mesurant près de 10 centimètres en hauteur sur 6 à 8 de largeur. Le fragment osseux vu tout d'abord a 10 centimètres de long ; il est à peine retenu par quelques brides aponévrotiques qui sont détachées avec des ciseaux.

Un autre fragment qui semble avoir la même longueur, fait également saillie hors de la plaie de près de trois centimètres ; il est mobile, mais un peu adhérent en haut et dirigé très obliquement de haut en bas et d'arrière en avant. On enlève par simple traction ce second fragment ; la plaie mise ainsi à découvert paraît s'étendre autant en profondeur qu'en hauteur ; les muscles voisins sont déchirés, tout le bord interne de la plaie est déchiqueté et porte des lambeaux de périoste auxquels adhèrent quelques petits fragments osseux ; le péroné est fracturé en plusieurs endroits ; le bas de la jambe est ballant et obéit à tous les mouvements qu'on lui communique ; la peau est décollée tout autour de la plaie ; pas d'hémorrhagie.

Comme les deux fragments de tibia sont aigus, on en tente la résection avec la scie à chaîne, l'opération exige un débridement de deux centimètres environ. La scie à chaîne se casse, et, les cisailles n'étant pas assez fortes, on emploie la gouge et le maillet. Ces extrémités égalisées, on se contente d'appliquer sur la plaie un pansement de Lister et le membre est immobilisé dans une gouttière.

Le chef de clinique prévenu arrive à huit heures du soir, et après l'inspection de la plaie, il juge que le blessé, encore sous l'influence du choc traumatique et de l'opération qu'il vient de subir, incomplètement tiré de son état d'ébriété, et assez déprimé par ces diverses causes, serait très mal préparé à une grande opération; il la remet donc au lendemain matin. A dix heures du soir, le malade, qui a pris une potion éthérée à un gramme, repose un peu plus; il ne sent plus aucune douleur dans le membre inférieur.

13 février. — Pouls 78. T. M. = 37°,8. Ce matin, le malade n'est pas dépansé; l'excitation alcoolique est dissipée. Vers neuf heures on lève le pansement; la plaie est dans le même état, l'index s'y introduit de toute sa longueur jusque dans le canal médullaire du tibia. On sent le bord de cet os taillé en bec de flûte sur une étendue de plusieurs centimètres, les vaisseaux n'ont pas été atteints, il n'y a pas eu d'hémorrhagie pendant la nuit; l'artère pédieuse continue à battre.

Vu l'état de la peau largement divisée, des muscles et des os qui sont mâchés, M. le chirurgien en chef Gallerand se décide pour l'amputation immédiate. Le malade consulté s'y refusant obstinément, le membre est placé dans une gouttière métallique et un appareil à irrigation continue est installé. Potion bromurée, 4 grammes.

13 février. — T. V = 38°,5.

14 février. — T. M. = 37°. — T. V = 38°,5. Le blessé a passé une bonne nuit; il a dormi tranquillement et dit ne pas souffrir. La plaie est toujours dans le même état; pas d'hémorrhagie. Peau chaude, langue saburrale. Bouillon, tilleul; potion ut suprà; eau de sedlitz, une bouteille.

15 février. — Pouls 80. T. M = 37°,7. T. V = 39°,3. Pouls 90. L'irrigation continue est suspendue et remplacée par le pansement de

Lister ; le membre est placé dans une gouttière de fil de fer matelassée. Le malade a souffert dans la soirée, mais a dormi le reste de la nuit.

16 février. — T. M = 37°,9. — T. V = 39°,7. — Forte fièvre hier soir, délire bruyant ; douleurs vives dans la jambe. Ce matin la fièvre a diminué, ainsi que le pouls qui est dur, à 80 pulsations ; langue saburrale. Le pansement laisse dégager une mauvaise odeur. Eau vineuse. Rhum 30 gr. Sulfate de quinine 0 gr. 50. Extrait d'opium 0,05 en 2 pilules.

17 février. — Matin : Pouls 79 ; T = 39°,5. Soir : Pouls 78 ; T = 38°.8.

Ce matin, le malade réclame l'amputation de la jambe qui lui est refusée. Même traitement.

18 février. — Matin. Poul 78. Temp. 39°,3. Soir : Pouls 77 ; T. 38°,9.

19. — Soir. Pouls 93. T. = 38°,9. Amélioration sensible dans l'état général. Même traitement.

Du 20 au 23, la fièvre est en décroissance, la température normale ou presque normale le matin, ne dépasse pas 38 degrés et quelques dixièmes le soir.

Le 25. — Forte fièvre hier soir, où la température a atteint 39°,6. Pouls serré à 120. Suppuration abondante ; vaste abcès à la partie externe de la jambe. Incision. Sulfate de quinine 0 gr. 50. Rhum, vin de quinquina 60 gr.

Du 26 au 28 février. — Apyrexie.

Le 28. — Soir. T = 38°,7, normale le matin.

Le 29. — Soir. T = 39°,7.

Le 1er mars. — T. V = 39°.4, normale le matin. On fait une nouvelle incision intéressant la peau et l'aponévrose à la face externe de la jambe ; un drain est établi dans cette ouverture. La gouttière est remplacée par un appareil à double plan incliné (système de M. Maréchal).

Du 2 au 4 mars inclus, apyrexie le matin ; exacerbation vespérale atteignant en moyenne 39°,5. Le 3 au soir fièvre plus forte et point de côté en avant. Odeur fétide se dégageant du pansement.

Du 5 au 25 mars. Apyrexie le matin ; la température se maintient le soir dans les environs de 38°,5, parfois normale, parfois aussi s'élevant à 39 degrés et quelques dixièmes.

25 mars. — La jambe présente une incurvation marquée à la partie antérieure. A cet endroit, les deux fragments du tibia éloignés l'un de l'autre, ne soutiennent plus les parties molles, d'où résulte pour le membre une forme curviligne avec échancrure notable. Une forte traction opérée sur le pied, pendant que l'on fait la contre-extension ins le genou, remet le membre dans sa position normale qui est conservée en maintenant la jambe dans une position déclive. Appareil à double plan incliné de M. Maréchal.

Commencement d'ankylose du genou avec rétraction tendant à rapprocher la jambe de la cuisse ; ankylose de l'articulation tibio-tarsienne. Œdème de la face dorsale du pied. Sentiment de pesanteur.

Les mouvements qu'il a fallu faire subir au membre pour le ramener dans sa position normale ont causé un écoulement de sang assez abondant, ainsi que l'ouverture spontanée d'une collection purulente située à la face postérieure de la jambe. On enlève le drain qui remontait très haut vers la partie moyenne de la cuisse. Avec le stylet, on constate qu'il existe encore un séquestre. On abaisse le plan incliné et on tend à le rendre horizontal, pour lutter contre l'ankylose du genou.

20 avril. — Le séquestre a été éliminé en plusieurs morceaux, extraits par la plaie antérieure à plusieurs reprises ; la sortie de l'un d'eux a été accompagnée d'une violente poussée érysipélateuse.

Aujourd'hui, la suppuration est beaucoup diminuée ; les clapiers qui s'étaient produits dans le creux poplité et même jusqu'à la partie supérieure de la cuisse sont guéris. Pansement humide. Sortie d'une petite esquille.

19 juin. — Le membre est consolidé, mais avec une incurvation assez considérable à concavité antérieure. La plaie située au côté externe de la jambe est cicatrisée. L'ankylose du genou commence à s'améliorer. Pas de douleurs. L'ankylose de l'articulation tibio-tar-

sienne est plus tenace. Le membre est un peu atrophié. Pour rendre la jambe droite, on donne une position horizontale à l'appareil et l'on fait reposer le membre sur un coussin.

Le malade sort le 29 septembre 1883, de l'hôpital, par application des réglements. Les ankyloses du genou et de l'articulation du cou de pied sont beaucoup moins prononcées ; mais l'incurvation de la jambe n'est pas modifiée et la marche est très difficile.

Il rentre le 19 octobre. On se décide, pour détruire l'incurvation, à réséquer une portion d'os d'environ trois centimètres, en pratiquant une incision en V au niveau du siège de la fracture. Le malade est endormi, et l'opération est faite ; on redresse le membre et on le maintient solidement sur le plan incliné de M. Maréchal. Pansement antiseptique. Eau de sedlitz, un verre.

Un peu de fièvre les jours suivants.

29 octobre. — Consolidation du cal consécutif à la résection ; le cal est assez épais et comprend dans son épaisseur le tibia et le péroné. La jambe n'est plus incurvée. Cicatrisation parfaite de l'incision en V ; la peau adhère fortement à l'os. Raccourcissement de huit centimètres. On délivre au blessé un soulier à talon surélevé de huit centimètres et à semelle surélevée de 6 centimètres. Il n'existe plus qu'un peu de raideur dans les articulations voisines et la claudication est peu prononcée. Le malade quitte définitivement l'hôpital le 6 janvier 1883.

Voici tout d'abord, concernant ce bel exemple de conservation, l'appréciation que M. Barret, chef de clinique du service des blessés, qui eut la satisfaction de conserver, par ses soins dévoués, non-seulement l'existence, mais encore le membre de Jaouen, a eu l'obligeance de nous communiquer :

« Très beau cas de chirurgie conservatrice, qui nécessitait une amputation du genou ou au-dessus.

Cet homme, ayant guéri malgré les sombres procostics
« tirés de cette effroyable lésion, a conservé son membre
« avec un raccourcissement d'au moins huit centimètres.
« C'était une nature phlegmatique et, malgré le trauma-
« tisme énorme, la fièvre a été modérée, sauf pendant les
« poussées érysipélateuses produites par l'élimination des
« esquilles.

« Il y a eu depuis le haut de la cuisse jusqu'à la che-
« ville des clapiers et des fusées purulentes poursuivies
« par les incisions et le drainage. La grande difficulté a
« été de maintenir la rectitude du membre qui tendait à
« s'ankyloser en flexion au niveau du genou et présentait
« une courbure à concavité antérieure.

« Ce résultat a été fourni par l'appareil de M. Maré-
« chal, médecin principal de la marine, modifié par moi,
« pour s'adapter au cas présent et présentant réunis les
« avantages d'articulations nombreuses permettant de va-
« rier l'extension et la flexion, d'une hyponarthésie assez
« complète et de la suspension. »

En effet, en présence d'un traumatisme aussi violent, de
désordres anatomiques aussi étendus, on ne pouvait pen-
ser un seul instant à conserver le membre ; les os étaient
broyés dans une longueur de dix centimètres au moins,
leur canal médullaire était à découvert, béant au milieu
d'une plaie où tous les tissus étaient lacérés, déchiquetés,
sauf les vaisseaux profonds qui, dans ce grand délabre-
ment, étaient les seuls organes dont les fonctions parais-
saient conservées ; mais il était encore à craindre qu'ils ne
fussent contusionnés et qu'une hémorrhagie secondaire
ne vînt s'ajouter aux accidents que devaient, selon toute

probabilité, provoquer la présence de matières putréfiées, l'élimination des esquilles, la suppuration osseuse et la terrible ostéo-myélite conduisant à la fièvre traumatique maligne et à l'infection purulente. On connaît les expériences de M. Gosselin, au moyen de tampons imbibés d'une solution d'iodure de potassium et placés dans le canal médullaire, pour démontrer la faculté d'absorption de la surface interne des os, propriété qui a servi de base à son explication du mécanisme de la septicémie. Toutes les conditions indiquées par ce savant chirurgien se trouvaient réunies dans notre cas : mélange de la graisse médullaire avec du sang, des matières putrescibles et plus tard du pus dans une plaie anfractueuse, profonde, en communication avec le canal central de l'os ; l'ostéo-myélite suppurante aiguë, se diffusant et devenant putride, paraissait donc inévitable dans les conditions d'isolement incomplet où se trouvait le blessé.

Mais n'eût-on pas à craindre ce terrible accident, les appréhensions d'une suppuration intarissable, fétide, entretenue par les fragments osseux nécrosés, de fusées purulentes pouvant envahir tout le membre et former de tous côtés des clapiers, devaient suffire pour décider à agir. Malgré son âge, sa constitution, le blessé ne pourrait sans doute en faire les frais. Il n'y avait même pas à invoquer l'espoir d'un résultat fonctionnel même médiocre : les accidents conjurés, ne devait-on pas aboutir à la pseudarthrose, à un raccourcissement exagéré, aux ankyloses des articulations voisines par l'immobilisation prolongée du membre, en un mot, à une impotence fonctionnelle complète ? L'hésitation n'était donc pas permise, et, si le chef de clinique remit l'amputation au lendemain, c'est que l'état d'ébriété, dans lequel se trouvait le blessé, pouvait compromettre le succès de l'opération. Mais, ce dernier, revenu à la libre possession de lui-même, n'y voulut point consentir, et, quand il se décida, il était trop tard : on se trouvait alors en présence d'une amputation intermédiaire, qu'on appelait autrefois bien à tort antiphlogistique et l'on sait quels sont les résultats d'une opération faite en pleine période inflammatoire.

L'expectation fut donc imposée au chirurgien qui dut songer à placer son malade dans les meilleures conditions possibles et s'apprêter à parer tout évènement. La première indication était de chercher à combattre l'inflammation ou du moins à en modérer l'intensité et l'on donna la préférence à l'irrigation continue, méthode de pansement dont l'excellence est démontrée dans de semblables délabrements.

La suppuration établie sans trop d'acuité, il fallait pourvoir à l'élimination facile des matières putréfiées, à l'écoulement des liquides fétides, et l'on s'adressa au pansement de Lister, aidé du drainage. Enfin, la dernière indication qui s'imposait était de chercher à éviter la fatigue du membre et à pallier les inconvénients de l'ankylose des articulations voisines, que l'immobilisation prolongée rendait inévitables. On mit le blessé dans un appareil à double plan incliné dû à M. Maréchal, appareil dont les avantages sont consignés plus haut par M. Barret, et sur lesquels nous nous réservons de revenir.

Quant à la résection secondaire qui fut faite tardivement pour obvier à l'incurvation prolongée du membre, elle n'a été que le complément forcé de la conservation du membre et nous n'insisterons pas sur cette opération, sans toutefois en méconnaître les heureux résultats.

Nous croyons devoir conclure en disant que, si la nature phlegmatique du sujet, son âge, les aptitudes spéciales de sa constitution robuste doivent entrer en ligne de compte dans l'heureux résultat obtenu, il nous faut rationnellement l'attribuer surtout aux moyens hygiéniques employés, et en particulier à l'habile combinaison de pansements et d'appareils appropriés ; mais, toutes ces conditions de succès eussent été inutiles, sans la surveillance attentive, les soins journaliers et presque méticuleux qui furent prodigués au malade pendant son long séjour à l'hôpital.

OBSERVATION VII

Fracture double comminutive de la jambe gauche au tiers inférieur, compliquée de plaie. — Conservation du membre. — Consolidation avec raccourcissement de trois centimètres.

Le blessé, du nom de Caboussin, est âgé de 36 ans ; il est né dans le Finistère, à Crozon ; maître-voilier.

Cet homme entre le 24 novembre 1882 à l'hôpital. Quelques heures auparavant, il travaillait sur le transport de l'Etat « *La Moselle* », remuant des boulets dans la cale, lorsqu'il reçut sur le corps deux lourds panneaux tombés d'une hauteur de sept mètres environ. — L'un l'atteignit à la tête, en l'effleurant et lui fit, au niveau de la partie supérieure de l'occipital, une plaie contuse peu étendue et ne pénétrant pas jusqu'à l'os. Le second panneau frappa la jambe gauche, partie interne, à l'union des deux tiers supérieurs avec le tiers inférieur, à quelques centimètres au-dessus de la malléole. Le blessé, renversé sur le coup, ne put se relever.

A son entrée à l'hôpital, on constate sur la jambe, à l'endroit où

avait porté le panneau, une plaie de 6 centimètres de longueur dirigée
de haut en bas et de dedans en dehors ; les bords en sont fortement
contus ; elle donne issue à un fragment osseux, un peu taillé en bec
de flûte, écrasé et dépourvu de son périoste dans une étendue de deux
centimètres environ ; c'est le fragment supérieur de la fracture ; il y a
raccourcissement notable de la jambe avec déplacement angulaire,
l'extrémité supérieure se dirigeant un peu en dehors, l'extrémité inférieure en dedans avec rotation du pied, qui repose sur son bord
externe. Vive douleur localisée au siège de la fracture, quand on essaie
de provoquer les mouvements anormaux, très accentués dans presque
tous les sens ; on sent alors une crépitation profonde manifeste. Le
pied est engourdi; pas de gonflement ; pas d'hémorrhagie. On enlève
de suite trois ou quatre centimètres du fragment supérieur et l'on
explore la plaie au fond de laquelle on peut voir la tibiale antérieure
intacte ; on extrait une esquille mobile, longue de huit centimètres,
détachée de la partie postérieure du tibia.

Le péroné est fracturé en plusieurs morceaux, dont plusieurs adhèrent au périoste déchiré dans une certaine étendue ; plusieurs faisceaux
musculaires sont contus, sectionnés.

Introduction de deux drains, le premier dans le cul-de-sac supérieur laissé par l'esquille, le second dans le cul-de-sac inférieur. Le
membre redressé est placé dans une attelle plâtrée. Latéralement deux
bandes de mackintosch collodionné empêchent le sang de souiller l'attelle. Application du pansement de Lister. Limonade tartarisée miellée.
Sirop d'opium 20 gr.

25 novembre. — La nuit a été agitée ; pas de sommeil ; vives douleurs dans le membre fracturé. Douleurs moins vives dans les reins.
Pas de céphalalgie.

Matin. Pouls = 78. T. = 38°,6.

Soir. » 80. T. = 38°,8.

26 novembre. — T. M. = 38°,1. T. V = 38°,8. Pouls 104. Sommeil, la nuit dernière ; douleurs moins vives dans la jambe ; les
douleurs de reins persistent. Même traitement.

27 novembre. — T. M. = 37°,8. La douleur de la jambe a em-

pêché le malade de dormir ; douleurs abdominales assez vives. 4 selles liquides depuis hier ; les douleurs de reins ont persisté. T. V. = 39°. Pouls à 80.

28 novembre. — T. M. = 38°,5. P. 80. Gonflement de la jambe et du pied. La diarrhée a cessé. T. V. 39°,5. Pouls 96. Sulfate de quinine, 0 gr. 40.

29 novembre. — T. M. 38°,1. T. V. 38°,4 ; la fièvre est en défervescence ; l'état général s'améliore ; les douleurs de jambe diminuent ; la suppuration apparaît.

30 novembre. — T. M. = 38°,2. Pouls = 80. T. V. = 38°,6. Suppuration abondante.

1er décembre. — La fièvre se maintient ; le blessé a souffert toute la nuit de la jambe ; il n'a pu dormir.

2 décembre. — Douleurs moindres ; un peu de sommeil cette nuit. Bon appétit.

3 décembre. — Les douleurs ont empêché de nouveau le malade de dormir ; suppuration abondante ; la plaie est légèrement granuleuse ; la tuméfaction a beaucoup diminué. Douleur assez vive à la cheville. La température, normale le matin, monte subitement à 39° et le pouls donne 96 pulsations. Sulfate 0 gr. 50.

4 décembre. — Le fièvre a cessé, la nuit a été calme, et même les douleurs de la jambe ont diminué.

10 décembre. — Les douleurs qui avaient cessé sont revenues cette nuit ; elles ont empêché depuis onze heures le malade de dormir ; élimination d'une petite esquille, entraînée par la suppuration qui se fait largement par les drains ; ceux-ci commencent à être repoussés du fond de la plaie. Julep diacode 30 gr.

Les jours suivants les douleurs diminuent ; le 13 décembre elles disparaissent.

17 décembre. — Levée du pansement. La suppuration se modère un peu ; la plaie est bourgeonnante.

18 décembre. — Douleur au talon, sous lequel on glisse un nouveau coussin.

21 décembre. — Etat général toujours satisfaisant ; mais l'attelle

plâtrée n'offrant plus assez de résistance et le pied tendant à se dévier, le membre est placé dans la boîte de J. L. Petit. Pansement phéniqué, appareil de Scultet. Raideur dans les articulations voisines.

25 décembre. — État général toujours très bon. La suppuration continue ; un des drains est enlevé et remplacé par un autre de plus petit diamètre.

Le pied qui était étendu sur la jambe et qu'on avait déjà relevé au dernier pansement est encore rapproché de l'angle droit.

1er janvier. — État général et local excellents ; l'un des drains est raccourci de quelques millimètres.

5 janvier. — L'un des drains est enlevé définitivement.

10 janvier. — Le second drain est repoussé par les chairs bourgeonnantes. Pansement humide.

25 janvier. — On enlève le pansement, la plaie est complètement cicatrisée ; la consolidation est en bonne voie ; le cal paraît un peu volumineux.

10 février. — La consolidation est complète ; le membre n'offre qu'un raccourcissement de 3 centimètres ; les articulations voisines ankylosées sont soumises à des mouvements journaliers et les progrès faits ces jours derniers font espérer leur disparition prochaine. Le malade marche en s'appuyant sur une canne.

Cette observation présente avec la précédente bien des analogies ; les deux os de la jambe sont fragmentés ; la plaie fait largement communiquer l'extérieur avec le canal médullaire ; les tissu, sont contus ; mais toutes ces lésions sont atténuées, surtout celles des parties molles, dont la vitalité ne paraît pas anéantie. Ces dégâts cependant sont de ceux qui nécessitaient autrefois une amputation immédiate ; on ne croyait pas pouvoir conserver un membre ainsi atteint ; aux appréhensions d'une inflammation intense à peu près certaine, pouvait venir se joindre la crainte de félures dans l'extrémité inférieure, et d'une arthrite traumatique, car la localisation de la douleur au point fracturé et l'intégrité apparente de l'articulation tibio-tarsienne n'étaient pas une garantie suffisante ; et l'on sait combien la complication de l'arthrite dans de pareilles conditions assombrit le pronostic.

On se décida toutefois pour l'expectation : la fracture comminutive de la jambe n'était pas la seule blessure du malade ; il avait subi également le choc d'un lourd panneau sur la tête et, bien que la lésion fût assez légère, on pouvait craindre, non pas peut-être l'ébranlement nerveux qui se serait manifesté de suite par une syncope ou tout au moins par un certain degré d'inertie cérébrale, mais une contusion encéphalique ; la petitesse et le peu de profondeur de la plaie n'étaient pas des conditions suffisantes pour qu'on pût se croire à l'abri de cette grave éventualité : Était-il prudent d'opérer un blessé qui pouvait être sous la menace d'une semblable complication ? N'était-il pas plus rationnel d'attendre et de se borner à l'expectation armée ? Nous disons : expectation armée, car la résection limitée du fragment supérieur du tibia s'imposait de suite. Cette extrémité était écrasée et dépourvue de son périoste dans une étendue de plusieurs centimètres ; laisser une semblable épine dans une plaie anfractueuse, c'était condamner le blessé à une suppuration osseuse excessivement grave, à une élimination tardive d'un séquestre volumineux, en un mot à des accidents septicémiques presque inévitables. Mais est-ce bien là une opération véritable qui puisse ici revendiquer en sa faveur la meilleure part du succès obtenu ? Nous le croyons pas ; on

ne doit la considérer que comme un moyen auxiliaire de la
méthode conservatrice, tout comme l'extraction des esquilles libres ; le péroné ne restait-il pas tout entier avec ses fragments plus ou moins adhérents ? il eût fallu, pour que la résection fût complète, que cet os subît le même raccourcissement.

Grâce à l'intégrité apparente des parties molles, on put
aussi espérer profiter en partie des bénéfices d'un mode de
pansement très précieux dans ce genre de fracture compliquée ; nous voulons parler du pansement de Lister, qui
joint à ses avantages antiseptiques ceux de l'occlusion.
L'occlusion fut, il est vrai, incomplète ; la nécessité de
favoriser l'écoulement du pus qui allait se former entraî-
nait l'adjonction de drains placés dans les parties profondes
de la plaie. On se contenta, pour immobiliser le tout,
d'une simple attelle plâtrée repliée sous le talon ; la jambe
était ainsi en grande partie à découvert et le gonflement
inflammatoire pouvait venir sans crainte de compression.
Plus tard cependant, on dut la remplacer par une gouttière
pour obvier au déplacement qui survint, mais son emploi
au début était parfaitement justifié.

On reste étonné de voir qu'avec des moyens aussi simples, mais parfaitement conçus, la fièvre inflammatoire ait
été aussi bénigne, que la suppuration se soit faite sans
aucun accident, que la maladie ait marché sans aucune
secousse vers la guérison ; on ne voit pas même pas relatée
la moindre poussée érysipélateuse. L'os se consolide parfaitement et le membre recouvre en grande partie ses fonctions ; l'exercice viendra parfaire le reste. Tout l'honneur
de ce beau succès revient à l'heureuse combinaison des
moyens employés.

Observation VIII

Fracture bi-malléolaire de la jambe droite. — Arthrite de l'articulation
tibio-tarsienne. — Guérison avec conservation du pied. — Ankylose
tibio-tarsienne presque complète.

Le blessé, du nom de Gautier, âgé de 46 ans, est né à Seillenard,
département de Saône-et-Loire, soldat au 19° de ligne. Alcoolique.

Cet homme entre à l'hôpital le 6 janvier 1881. La veille, à quatre
heures de l'après-midi, il se trouvait dans la cour de la caserne de
Recouvrance, sur le seuil d'une porte. Il fut bousculé par un soldat
qui passait en courant, perdit l'équilibre et tomba à la renverse. La
jambe droite était, au moment de l'accident, placée un peu en arrière
et dans un état de demi-flexion sur la cuisse ; c'est sur elle qu'a
porté le poids du corps. Il en est résulté une fracture de la jambe droite
au quart inférieur.

Ce matin, la jambe est tuméfiée, couverte de phlyctènes à la partie
inférieure où le gonflement est plus considérable ; quelques ecchymoses
à la partie interne, vive douleur à la pression au niveau de la malléole interne, dont la partie supérieure fait sous la peau une légère
saillie, au-dessous de laquelle se sent une petite dépression ; même
sensibilité très vive un peu au-dessus de la malléole externe, en ce
point on constate le coup de hache de Dupuytren. Si l'on presse sur
la pointe de la malléole externe, on obtient une crépitation assez fine ;
il en est de même pour la malléole interne, quand on lui imprime un
mouvement de va-et-vient d'avant en arrière et réciproquement.
L'articulation tibio-tarsienne est un peu tuméfiée, les mouvements de
flexion et d'extension sont douloureux, les insertions du ligament la-
téral interne sont particulièrement sensibles, il y a eu entorse, le pied
ne semble pas dévié. La fracture double est réduite ; application d'un
appareil plâtré, le membre est placé dans l'appareil de J.-L. Petit.
Pas de réaction fébrile. Limonade tartarisée miellée. Potion à
l'hydrate de chloral 4 gr. ; eau de Sedliz, un verre.

du Mouza   5

7 janvier. — Depuis son entrée à l'hôpital, le malade est dans un état évident d'excitation alcoolique ; il bouge continuellement dans son appareil sans tenir compte des observations qui lui sont faites. Cette nuit, il a été pris d'un accès de délire avec tremblement très prononcé ; le pouls était petit et fréquent ; les paroles étaient incohérentes ; le blessé, après avoir enlevé son appareil, s'est levé pour marcher. On lui a appliqué la camisole de force et prescrit une potion calmante à l'extrait d'opium 0 gr. 10.

Ce matin, même état d'excitation ; la palpation permet de reconnaître un état athéromateux des artères ; la fémorale donne sous le doigt la sensation d'une tige rigide. Le membre inférieur droit est œdématié ; le pied est dévié en dehors et en bas. Formation de phlyctènes et apparition de taches violacées au niveau de la fracture et à la partie interne du pied ; un peu de refroidissement du membre ; la sensibilité est conservée. Le gonflement du pied et de la jambe est considérable ; le pouls donne 124 pulsations. Injection hypodermique de chlorhydrate de morphine 0 gr. 03 ; application d'un second appareil plâtré.

7 janvier, soir. — Le délire augmente ; tout le corps est agité de tremblement nerveux ; le membre blessé surtout est toujours en mouvement ; le blessé enlève le deuxième appareil. Potion avec extrait d'opium 0 gr. 20. Application d'un troisième appareil plâtré.

8 janvier. — La nuit a été très agitée ; même état d'excitation ce matin ; le blessé croit voir autour de lui des personnes étrangères et leur parle. La coloration violacée qui se trouvait limitée hier au niveau de la fracture, s'étend ce matin à toute la partie antérieure de la jambe ; cependant le pied est toujours parfaitement sain. Pouls = 124 ; T. V. = 38°,8. Thé punché ; potion à l'extrait d'opium 0 gr. 15.

9 janvier. — Le blessé a été plus calme la nuit précédente ; le délire a disparu. Pouls = 76. T. M. = 36°,8. — T. V. = 37°,4.

10 janvier. — T. M. = 36°,5. Pouls = 78. T. V. = 37°,3.

11 janvier. — T. M. = 37°,5. Même état de calme ; le pouls est normal ; l'état de la jambe droite est satisfaisant ; les taches ecchy-

motiques commencent à disparaître ; les parties menacées de sphacèle conservent leur vitalité.

12 janvier. — T. M. = 37°. T. V. = 37°,5. La nuit a été mauvaise ; le blessé a eu encore du délire et a cherché à se lever ; à trois reprises il a enlevé sa jambe de l'appareil. Deux injections au chlorhydrate de morphine 0 gr. 02, l'une le matin, l'autre le soir. Potion à l'extrait d'opium 0 gr., 05.

13 janvier. — Le malade a été un peu agité cette nuit ; on suspend l'opium et on administre 8 gr. d'hydrate de chloral par jour. Thé punché à 100 gr.

1er février. — L'état du malade s'est beaucoup amélioré, l'agitation a complètement disparu ; la fracture n'est pas douloureuse, est bien maintenue par l'appareil et paraît se consolider.

11 avril. — La température s'est élevée tout à coup hier soir à 40° ; la langue est saburrale ; perte d'appétit depuis deux jours, céphalalgie, malaise. Thé punché ; eau de sedlitz, un verre. T. M. = 38°,5. ; T. S. = 40°,3 ; dans la journée le malade a été pris de vomissements ; une petite esquille de la malléole externe reconnue mobile depuis quelques jours, a traversé la peau et déterminé une poussée érysipélateuse.

12 avril. — Nuit assez bonne ; T. M. = 39°. ; T. S. = 40°,2.

13 avril. — T. M. = 38°,8 ; T. S. = 39°,4. — On constate à la partie inférieure et interne de la jambe l'existence d'une collection purulente. Incision au bistouri ; issue d'une grande quantité d'un liquide sanguinolent et purulent. Thé punché ; potions à l'extrait de quinquina 4 gr. et à l'hydrate de chloral 4 gr ; cataplasme ; eau de sedlitz, un verre... Sulfate de quinine 0 gr. 50.

Du 14 au 18 avril. — La température atteint le matin 39° en moyenne et le soir 40°,1.

18 avril. — T. M. = 37°,6 ; T. S. = 39°,5. — Le phlegmon a envahi toute la face dorsale du pied ; l'articulation tibio-tarsienne est prise, très gonflée et fluctuante ; on pratique en différents points des incisions et on introduit un drain superficiel au niveau du cou de

pied, parallèlement à l'articulation ; écoulement très abondant d'un pus séreux ; pansement de Lister.

19 avril. — T. M. = 38°,2 ; T. S. = 39°,1.

20 avril. — T. M. = 38°,5 ; T. S. = 39°8. — On pratique sur la sonde cannelée, introduite à travers l'articulation du cou de pied par le côté interne jusqu'au côté externe, une incision au niveau de la malléole externe, par laquelle on fait sortir un drain auquel on a fait suivre le même trajet ; écoulement peu abondant d'un liquide sanguinolent mêlé à un peu de pus. Immobilisation dans un appareil de Scultet, dont les bandelettes en toile sont remplacées par des bandelettes de gaze phéniquée.

21 avril. — T. M. = 37°,3 ; T. S. = 38°,2. On constate au pied et aux deux tiers inférieurs de la jambe une rougeur érysipélateuse très apparente ; suppuration abondante ; décollement de deux centimètres au niveau de la malléole externe.

Du 22 au 27 avril. — La température, normale le matin, s'élève le soir à 38°,2 environ. Le 25, l'érysipèle a complètement disparu ; le gonflement a sensiblement diminué ; suppuration moins abondante.

A partir du 28 avril, apyrexie complète.

12 mai. — L'état du malade s'améliore sensiblement ; la suppuration est moins abondante ; le stylet fait reconnaître une nécrose étendue des deux malléoles. Thé punché ; vin de quinquina 60 gr. potion à l'extrait de quinquina 4 gr. ; pansement de Lister.

16 juin. — Toujours même état. Trajets fistuleux au niveau de la nécrose des deux malléoles.

12 juillet. — Fièvre, T. M. = 39° ; T. S. = 40° ; nouvelle poussée érysipélateuse, partant de la malléole externe et tendant à envahir le pied et la partie inférieure de la jambe.

13 juillet. — T. M. = 39°,6 ; T. S. = 40°,1.

14 juillet. — T. M. = 38°,2 ; T. S. = 39°. Le pied est rouge et gonflé surtout au niveau de la région malléolaire externe ; les trajets fistuleux donnent issue à une certaine quantité de pus. Symptômes de ramollissement du cal ; œdème.

Les jours suivants la fièvre diminue et la température redevient normale le 18 juillet ; à cette date le gonflement est moins prononcé, la suppuration moins abondante, l'érysipèle a disparu.

10 août. — Amélioration sensible dans l'état du pied.

12 octobre. — Le blessé sort de l'hôpital sur ses instances réitérées ; il est en très bonne voie de guérison ; le pied est peu gonflé, la suppuration très faible, pas de douleurs. Les drains ont été retirés ; ankylose à peu près complète, à angle droit, de l'articulation ; les trajets fistuleux situés au niveau des malléoles ne sont pas encore complètement oblitérés et permettent de reconnaître une hypertrophie du tissu osseux de ces apophyses qui sont volumineuses ; commencement de rétraction cicatricielle autour de leurs orifices qui sont déprimés.

Nota. — Le malade rencontré au mois d'avril 1882 marche facilement ; il existe encore un petit trajet fistuleux au niveau de la malléole externe.

Qu'on nous permette de revenir sur les débuts du traitement de cette fracture, avant de nous arrêter au point capital de son cours, où il fallut opter, en présence de lésions sérieuses, en faveur de l'un ou de l'autre des grands systèmes chirurgicaux. Tout d'abord, il nous est bien difficile de nous prononcer sur le mécanisme de cette lésion des deux os tout à fait au niveau des deux apophyses. On comprendrait mieux ici une fracture sus-malléolaire par la courbure exagérée que l'action du triceps fémoral a dû donner à la jambe dans la position où elle était au moment de la chute, et pourtant nous avons affaire à ces lésions sur la production desquelles Maisonneuve a tant insisté et qui sembleraient indiquer qu'il y a eu avant tout rotation du pied, entorse violente en un mot ; on retrouve le coup de hache par divulsion sur le péroné, la fracture de la malléole interne et l'arrachement probable de son ligament.

Le mécanisme de ces lésions est d'ailleurs fort compliqué et difficile à reconstruire sur le vivant, et, comme le dit M. Gosselin, les expériences de Maisonneuve sont plus théoriques que pratiques.

Nous nous trouvons ensuite en présence d'une diathèse qui devra influencer tout le cours de la maladie et dont le réveil par le traumatisme vint augmenter sérieusement les difficultés de l'immobilisation : trois fois en deux jours, il fallut renouveler l'appareil, après des mouvements d'une violence extrême imprimés au membre malade et allant jusqu'à provoquer un déplacement du pied en dehors beaucoup plus prononcé que celui qu'il présentait tout d'abord. Toutes ces violences n'allaient-elles pas provoquer l'inflammation immédiate des fragments frottant les uns contre les autres pendant les accès de délirium tremens ? L'articulation en communication certaine avec les foyers de la fracture, n'allait-elle pas s'enflammer elle-même ? Et ces accidents se seraient produits sur un membre qui pouvait être menacé de sphacèle, ainsi qu'on put le craindre pendant un jour ou deux. Mais, si toutes ces appréhensions ne se sont pas réalisées, si le calme local a paru se faire même avant la sédation générale, il n'en est pas moins vrai qu'on doit tenir compte de ces fâcheuses circonstances dans l'explication de l'intensité des phénomènes inflammatoires qui se sont produits ultérieurement ; toutes les parties qui avaient été compromises par le délire alcoolique succédant à un traumatisme violent, n'attendaient évidemment qu'une épine pour s'enflammer. Ce devait être là pour le chirurgien une crainte réelle. Quant aux menaces de gangrène, elles ne durèrent pas longtemps ; les prodrômes apparents étaient du reste fort peu

accentués ; la persistance de la sensibilité, le peu de refroidissement du membre pouvaient faire espérer, malgré l'état
athéromateux des artères et l'agitation du malade, qu'il
n'en serait rien ; les phlyctènes, on le sait, n'indiquent par
elles-mêmes rien de mauvais, elles sont dues très souvent
à une modification singulière de la nutrition qui survient
consécutivement aux ébranlements traumatiques.

L'épine survint trois mois après, alors que l'on pouvait
croire raisonnablement tous les accidents conjurés et la
fracture consolidée. Sous l'influence d'une esquille secondaire, se détachant tardivement de la malléole externe,
survint une poussée érysipélateuse qui se transforma rapidement en phlegmon dans ces tissus préparés. L'articulation se prit presque en même temps et l'on se trouva en
présence des accidents qui avaient failli éclater au début du
traitement. Plusieurs drains, des lavages et des pansements
antiseptiques répétés furent opposés aux progrès de la
phlegmasie ; mais l'articulation suppura, ouvrant une large
voie à l'absorption des matières septiques et compromet-
tant pour toujours, on pouvait le craindre du moins, les
fonctions du membre. Bientôt se fit l'ostéo-périostite, suivie de décollement du périoste et de nécrose des malléoles
avec trajets fistuleux qui devaient être intarissables, grâce
à la lenteur de l'élimination de sequestres aussi volumineux taillés dans un tissu spongieux.

Dans de semblables conditions, la crainte de voir un
malade s'épuiser par une longue suppuration qui pouvait
se compliquer d'un moment à l'autre par des accidents
septicémiques, était-elle assez grande pour décider une opération radicale, après la pause des premiers phénomènes

inflammatoires ? M. Gallerand, praticien aussi prudent que distingué, ne le pensa pas ; il y avait un réel inconvénient à opérer cet alcoolique déjà si fortement impressionné une première fois par le traumatisme ; un second accès ne viendrait-il pas compromettre le résulat d'une opération ? Quelle eût été cette opération ? Résection ou amputation ? La première n'était plus praticable, tous les tissus voisins étant entamés. La seconde ne pouvait être faite qu'au lieu d'élection et c'était condamner le blessé à un appareil prothétique qui, quels que soient ses perfectionnements, ne vaut pas la jambe même ankylosée au cou de pied.

Cette pratique prudente pouvait d'ailleurs s'étayer sur d'autres considérations ; l'ostéite, qui avait mené à la nécrose, s'était accompagnée rapidement d'hypertrophie osseuse et, par sa nature, donnait ainsi à espérer le remplacement progressif d'un os malade par un os nouveau ; les deux apophyses seraient conservées et l'articulation ne perdrait pas ses moyens d'union. L'ankylose, il est vrai, était iné- vitable, chez un alcoolique surtout, mais ne pourrait-on pas y remédier en partie ?

Si, après avoir eu la satisfaction de conserver le membre du blessé on n'eut pas celle de le voir complètement guéri, à sa sortie de l'hôpital, plus tard, comme on l'a vu par la note qui suit l'observation, les faits donnèrent raison à la prudence du chirurgien, à ses prévisions et vinrent dé- montrer les avantages incontestables de la méthode à qui la chirurgie doit ce bel exemple de conservation.

Observation IX

Fracture des deux malléoles de la jambe droite; arrachement des moyens
d'union de l'articulation tibio-tarsienne droite. — Fracture comminutive
du calcanéum gauche, compliquée de plaie. — Guérison par ankylose.

Le blessé, nommé Lepennetier, âgé de 20 ans, est matelot de
3e classe, il est né à Saint-Marc-le-Blanc, département de l'Ille-et-
Vilaine. Gabier à bord du vaisseau-école « *La Bretagne* ».

Cet homme entre à l'hôpital le 28 février, vers dix heures
du matin. Quelques heures auparavant, il se trouvait sur la grande
vergue de son navire, en train de disposer le capelage du mât de per-
roquet. Il cherchait à passer de la grande vergue dans la grande hune,
lorsqu'une enfléchure vint à se briser sous lui et il tomba sur le pont
d'une hauteur de dix à douze mètres.

La chute a porté entièrement sur les talons ; elle n'a pas été accompagnée de perte de connaissance ; on ne remarque d'ailleurs aucun
symptôme propre à la commotion ; le blessé a perdu beaucoup de sang
par une petite plaie siégeant au talon gauche.

A son entrée à l'hôpital, cet homme se plaint de douleurs très vives
dans les deux jambes. La droite présente un gonflement assez considérable, surtout au niveau de l'articulation tibio-tarsienne qui est très
mobile et paraît élargie ; sensibilité très vive au niveau des insertions
des ligaments latéraux ; crépitation manifeste et mobilité anormale de
la malléole interne à trois centimètres de sa pointe, avec saillie du
fragment supérieur sous la peau. Mêmes phénomènes du côté du
péroné, mais à quelques centimètres plus haut, où l'on constate une
forte dépression. L'axe du membre est dévié, le pied est fortement
dirigé en dehors.

La jambe gauche présente un gonflement presque aussi marqué
qu'à droite ; mais on ne constate pas de fracture bi-malléolaire, et
l'articulation du cou de pied ne paraît pas avoir été disjointe ; les
mouvements normaux sont seuls un peu douloureux. On remarque à

la face plantaire du pied, au niveau du talon, une ouverture de 1 à 2 centimètres de diamètre; cette plaie donne encore issue à un peu de sang; en y introduisant le doigt, on arrive jusqu'au calcanéum brisé en plusieurs fragments; cet os est considérablement élargi; la voûte du pied est abaissée; pas de mobilité ou de crépitation. On remarque au-dessous de la malléole interne une petite saillie anormale, où la pression est particulièrement douloureuse; le pied paraît un peu dévié en dehors. Le blessé éprouve une vive douleur au talon quand il essaie de l'appuyer sur un objet résistant.

L'état général est très bon; le malade explique facilement la manière dont lui est arrivé l'accident. T. V. = 38°,5. Thé punché; potion à l'hydrate de chloral, 4 gr.; appareil de Scultet et attelle pour la jambe droite, après son redressement; irrigation continue pour la jambe gauche.

1er mars. — T. M. = 37°,6. T. V. = 38°,6; la plaie du talon donne de nouveau beaucoup de sang; on l'oblitère avec plusieurs plaques de baudruche collodionnée, appliquées les unes sur les autres.

2 mars. — T. M. = 37°,6 — T. V. = 38°,4. L'état général continue à être excellent; pas de douleurs cette nuit; tuméfaction considérable du pied gauche.

3 mars. — T. M. = 37°,6. — T. V. = 38°,2.

4 mars. — T. M. = 37°,5. — T. V. = 38°,1; l'état général est toujours satisfaisant; l'état local s'est amélioré; pas de douleur du pied droit; le pied gauche est toujours aussi tuméfié.

Les 5, 6, 7 mars. — Pas de fièvre; le malade ressent quelques élancements au talon et il s'écoule un peu de pus par l'orifice situé à la face plantaire. Potion bromurée 2 gr.

9 mars. — Pas de fièvre. Eau vineuse, vin de quinquina 60 gr.; l'irrigation continue est suspendue; on retire les plaques de baudruche collodionnée et on fait sortir par la plaie de nombreux caillots sanguins au moyen d'injections antiseptiques répétées, puis on introduit un drain par la plaie jusqu'à l'os. Pansement antiseptique.

16 avril. — L'état du blessé continue à être très satisfaisant; la fracture de la jambe droite se consolide; il en est de même de celle du

pied gauche; le gonflement est toujours considérable; suppuration abondante. Pour mettre le pied gauche dans une position rectiligne et empêcher la production d'eschare au talon, qui depuis quelques jours présente une rougeur érythémateuse et est devenu très sensible, on applique le collier métatarsien collodionné de Beau et l'on suspend le pied.

16 juin. — La fracture de la jambe droite est consolidée. Il y a un écartement notable des deux malléoles et par suite une disjonction de l'articulation tibio-tarsienne qui présente des mouvements de latéralité anormaux très prononcés. Appareil silicaté.

Le pied gauche est toujours dans le même état; pas de sortie d'esquilles.

18 juin. — La plaie du talon est un peu enflammée; le talon est rouge et tuméfié. Quelques élancements depuis que le blessé prend des bains sulfureux; on les supprime (Ils avaient été commencés le 10 juin).

22 juin. — On recommence les bains sulfureux; le drain est un peu repoussé du fond de la plaie; suppuration moins abondante.

6 novembre. — Le drain a été supprimé, il y a trois mois environ; la plaie est cicatrisée; le malade commence à marcher.

8 décembre. — Le malade sort guéri avec une adhérence cicatricielle de la peau au calcanéum. La mobilité du pied droit est toujours exagérée; l'articulation tibio-tarsienne du pied gauche est un peu ankylosée. Claudication très prononcée.

Voilà un blessé atteint d'un traumatisme considérable; les deux membres inférieurs présentent des lésions très sérieuses et le diagnostic a grande chance d'être incomplet; on doit se demander en effet si une chute d'une hauteur semblable n'a pas provoqué, outre les fractures constatées, sinon des fissures osseuses étendues, du moins un ébranlement considérable des os au delà des parties atteintes, pouvant compromettre leur nutrition et porter un réel

préjudice à la réparation de toutes ces solutions de continuité. La jambe droite nous offre les mêmes altérations que
dans le cas relaté dans l'observation précédente ; elles sont
même plus accentuées ; les ligaments sont arrachés, l'articulation est disjointe ; la preuve évidente en est dans la
mobilité exagérée, dans la déviation prononcée du pied en
dehors. Toutes les considérations auxquelles nous nous
sommes précédemment livré sont applicables au cas nouveau que nous analysons. On doit donc en tenir un compte
sérieux dans le pronostic à porter et dans l'appréciation du
traitement à appliquer, car cette lésion de la jambe droite,
fort grave en elle-même, vient aggraver, par les conséquences qu'elle peut avoir, le sort d'une seconde fracture,
celle du calcaneum. On sait combien le broiement de cet
os spongieux est lent à se réparer. Combien plus lente encore
sera sa réparation, si le blessé est déjà obligé de faire face
aux difficultés de la consolidation d'une autre fracture ; et
ce n'est pas tout ; cet os écrasé et fragmenté se trouve en
contact avec un épanchement sanguin, l'air pénètre jusqu'à lui par une plaie assez large, sa suppuration est inévitable, et cette suppuration, en admettant qu'elle ne soit
pas compliquée par des accidents de résorption, devra se
prolonger pendant de longs mois et peut-être conduire le
malade au marasme. Devait-on, avec une pareille perspective, laisser cet os en place et ne pas songer à une extirpation ? Mais l'extirpation eût-elle suffi ? Rien n'indiquait
d'une façon certaine que les lésions du pied gauche fussent limitées à cet os ; l'articulation tibio-tarsienne pouvait
être atteinte ; l'astragale était-il intacte ? Il eut fallu trans-
former alors, en pleine pratique opératoire, cette extirpa-

tion en une opération plus radicale, et laquelle? L'amputation sous-astragalienne et même sus-malléolaire n'eussent plus été suffisantes et l'on eût dû choisir le lieu d'élection. C'était faire subir au blessé un traumatisme plus grave que celui dont il était atteint. Cette impossibilité d'un diagnostic exact retint le chirurgien. L'expectation fut ainsi imposée, du moins aux premiers jours du traitement, sous la réserve d'une opération secondaire, suivant les circonstances.

L'hémorrhagie fût d'abord arrêtée par l'occlusion de la plaie et le membre soumis à l'irrigation continue dont l'excellence est démontrée pour les fractures communitives avec plaie de l'extrêmité des membres. L'inflammation se fit sans acuité ; mais il était à craindre que les caillots sanguins, par un séjour prolongé dans un foyer semblable, ne provoquassent une suppuration violente et même putride, on se décida à les enlever au moyen d'injections antiseptiques répétées et on introduisit un drain jusqu'à l'os pour aider à l'évacuation du pus, que devait entretenir longtemps la réparation du tissu spongieux du calcaneum. Le tout fut recouvert du pansement de Lister.

Une des difficultés du traitement était de chercher à supprimer la pression de ce calcaneum malade sur un plan résistant, quelque mou qu'ont eût pu le choisir. On eût recours, pour obvier à cet inconvénient, à l'appareil suspenseur de M. Beau, dit collier métatarsien. Cet appareil dont nous nous réservons de faire la description, présentait en outre l'avantage de maintenir le pied dans une rectitude absolue, sans nul effort, par le seul effet de la pesanteur ;

il n'a jamais fatigué le blessé, malgré une application prolongée.

On put ainsi, grâce à l'âge du blessé, à sa constitution robuste, obtenir après une longue suppuration la consolidation des fractures des deux membres. L'articulation tibio-tarsienne de la jambe droite resta très mobile, il est vrai, malgré l'immobilisation prolongée dans un appareil silicaté, suivie d'un traitement par les bains sulfureux ; mais l'on sait combien il est difficile de remédier à la disjonction des deux malléoles. Le pied était ballant, la marche difficile. Heureusement la prothèse ou plutôt les appareils de contention peuvent venir au secours d'une pareille infirmité ; il suffit d'une forte bottine munie latéralement de deux tiges solides, pour empêcher les mouvements de latéralité, et d'un ressort élastique pour relever le pied presque à angle droit. La consolidation du calcaneum fut complète, elle s'accompagna naturellement d'une ankylose de l'articulation du cou-de-pied ; mais, grâce au collier de M. Beau, cette ankylose fut assez limitée pour laisser l'espoir d'une amélioration sensible. Ces résultats, quelque imparfaits qu'ils soient, n'en sont pas moins une preuve des avantages de la temporisation, appliquée à des traumatismes complexes qui autrefois, de l'avis de Bérard et Nélaton, devaient décider une intervention radicale.

HOPITAL DE CLERMONT-TONNERRE

Hygiène des salles. — Isolement des blessés.

Nous ne croyons pas devoir présenter une description

complète de cet hôpital ; il nous semble cependant utile
d'indiquer en quelques mots la disposition générale des
salles, afin de mieux faire comprendre par une vue d'ensemble, les conditions dans lesquelles s'y trouvent les blessés. Cet hôpital, placé sur un endroit élevé, domine le port
militaire, il se compose de plusieurs bâtiments parallèles, à
deux étages, orientés à peu près du nord au sud et séparés
entre eux par des intervalles de quinze mètres, transformés
en cours intérieures par deux galeries en pierre qui relient
les extrémités de ces bâtiments. Il n'est pas besoin de faire
remarquer les inconvénients du peu de largeur de ces es-
paces, au point de vue de leur ventilation et de leur assè-
chement ; nous sommes loin des 80 et 100 mètres réclamés
par une bonne hygiène, et chacun sait combien est humide
le climat de Brest.

La principale salle de chirurgie est placée au rez-de-
chaussée du troisième bâtiment. Comme toutes les autres
salles, elles contient beaucoup trop de lits, quarante-cinq
environ, disposés par couples intercalés entre deux fenêtres.
Si les couples sont suffisamment espacés, les deux lits, qui
les composent, ne le sont que d'un intervalle de 50 centimètres ; mais cette mauvaise disposition est en partie com-
pensée par la large circulation de l'air qui se fait à leur
partie inférieure, grâce au système de sommiers surélevés
et à jour, en usage dans les hôpitaux de la marine.

L'aération de la salle se fait en été par les portes et
fenêtres ouvrant sur les cours intérieures ; en hiver, toutes
ces ouvertures sont fermées pendant la plus grande partie
du jour et le renouvellement de l'air ne se fait guère
que par le tirage de deux poëles situés aux extrémités

de la salle. C'est là une ventilation bien imparfaite qui laisse régner une odeur assez forte surtout en hiver ; il s'en faut de beaucoup que chaque blessé ait les 67 mètres cubes par heure que M. Boudin a trouvés nécessaires pour l'absence de toute odeur, dans les expériences qn'il fit à l'hôpital Beaujon en se servant de l'anémomètre de M. Combes.

Les fosses d'aisance, placées à l'extrémité sud de la salle sont trop petites, mal aérées, insuffisamment arrosées ; mais on prend grand soin de les désinfecter chaque jour.

A l'autre extrémité se trouvent quatre cabinets à deux lits réservés aux grands traumatismes ; ils communiquent largement avec la salle en s'ouvrant sur le couloir qui y donne accès.

Toutes ces dispositions laissent à désirer ; on a cherché à remédier à leurs désavantages par les soins journaliers d'une propreté minutieuse, il est en outre d'habitude d'évacuer la salle tous les quatre ans ; le plâtre est complétement enlevé, les murs sont lavés et badigeonnés à la chaux. Doit-on à ces précautions le peu d'accidents constatés depuis une dizaine d'années ? il est de fait que pendant les deux années qui suivent ce nettoyage complet, les épidémies d'érysipèle sont fort rares, et la pourriture d'hôpital presque inconnue.

Telle est la principale salle de chirurgie ; elle sert constamment en hiver ; mais en été on a recours presque tous les ans à deux pavillons en bois, situés sur une assez vaste plaine, transformée en parc et contenue dans l'enceinte de l'hôpital. Ces deux bâtiments ont été construits d'urgence pendant l'hiver de 1870-1871 pour faire face à l'augmentation du nombre des blessés. Ils sont bien éclairés, bien aérés par des prises d'air s'ouvrant immédiatement au-dessous du plafond ; mais ils présentent cet inconvénient immense d'avoir une double paroi dans laquelle on a coulé de la sciure de bois dans le but de les rendre moins froids ; c'est là un emmagasinement de particules septiques qui s'est manifesté assez souvent par l'éclosion d'épidémies d'érysi-pèle. Les cabinets d'aisance sont encore trop rapprochés, bien qu'à moitié situés en dehors.

A côté de ces pavillons se trouvent plusieurs types de baraques ou tentes-hôpitaux, dont l'établissement date de la même époque et qui sont dues à l'initiative de M. Ro-chard, actuellement inspecteur général du service de santé de la marine.

Le premier type est une baraque à deux lits, formée d'une simple toile ; bien que chauffée par un poële, elle est trop froide, même en été.

Deux tentes-baraques de quatre lits chacune, consti-tuent le second type ; elles sont formées d'une double toile et munies de quatre chassis comprenant toute la largeur des panneaux et basculant facilement sur pivot horizontal ; elles sont excellentes.

Enfin vient une grande tente de six à huit lits ; elle se compose d'une simple toile ; mais tout autour glissent sur des tringles de grands rideaux, disposition fort commode, en ce qu'elle permet d'adapter de suite et presque sans main d'œuvre la tente aux changements du temps. Elle possède également des châssis mobiles. En dehors, mais y attenant, sont la tisanerie et les cabinets d'aisance.

Ces deux derniers types de tentes-baraques ou tentes-hôpitaux ont rendu jusqu'ici les plus grands services à la chirurgie. C'est là que presque toutes les blessures dont nous présentons les observations, ont été traitées, du moins toutes les fois que les rigueurs de la saison l'ont permis.

PANSEMENTS, MOYENS CHIRURGICAUX ET APPAREILS DE FRACTURE

Notre but ne serait pas atteint, si nous ne faisions pas suivre les observations que nous avons présentées, de l'étude des moyens mis en usage pour arriver aux heureux résultats obtenus, mais la plupart de ces moyens sont fort connus, décrits dans tous les auteurs ; il serait superflu d'en faire une longue exposition ; nous ne traiterons que les particularités applicables à notre sujet.

IRRIGATION CONTINUE

Ce moyen antiphlogistique par excellence, a été employé au début du traitement dans trois des cas les plus graves (observations n° 1. 6. 9). où les désordres traumatiques étaient énormes et pouvaient faire craindre une inflammation excessive ; il était absolument nécessaire d'en modérer le développement. On eut recours à l'irrigation continue, mais en adaptant ce procédé aux nécessités du moment : on se servit d'abord d'eau tiède qui fut remplacée par de l'eau de plus en plus fraîche jusqu'à ce qu'on ait atteint une température minima de quinze degrés. C'était abaisser la chaleur du membre d'une manière progressive et l'amener sans secousse à supporter la réfrigération nécessaire pour combattre sa phlogose. Par ce mode de faire, on évita toujours les frissons, le malaise et même les douleurs intolérables que l'eau trop froide provoque souvent, dans un moment où le système nerveux du blessé est fort ébranlé. C'est là un moyen terme qui permet de concilier les deux opinions extrêmes sur l'emploi de l'eau froide et de l'eau tiède ; on peut s'affranchir ainsi de l'étroite règle formulée par Nélaton qui voulait que l'usage de l'irrigation continue par l'eau froide, bon pour les extrémités, s'arrêtât au coude et au genou. De plus, on ne s'expose pas, en agissant ainsi à entraver le rétablissement de la circulation. parfois compromise dans les grands traumatismes. Gerdy et Velpeau ont fort attaqué l'irrigation continue, allant jusqu'à lui reprocher de masquer l'inflammation sans la prévenir et même de rendre la suppuratton fluide et de mauvaise nature. Ce reproche ne doit s'adresser qu'aux cas où son emploi est trop prolongé ; alors les bourgeons charnus deviennent anémiques et la suppuration est réellement influencée d'une façon défavorable, nous devons le reconnaître. Mais il n'en est pas ainsi, si on le supprime au bout de quatre ou cinq jours, limite qui n'a jamais été dépassée dans le traitement de nos blessés.

On pourrait craindre par une suppression aussi hâtive le retour de l'inflammation, c'est là du moins l'appréhension de Josse d'Amiens qui a mis cette méthode en honneur, si l'on ne prenait la précaution suivante, que nous ne trouvons pas consignée dans les observations, mais que M. le Chef de clinique du service des blessés nous a dit avoir toujours prise : les irrigations continues ne doivent pas être interrompues tout d'un coup ; elles doivent être

appliquées quelque temps encore d'une façon intermit-
tente, en élevant peu à peu leur température.

Cette pratique prudente a toujours été suivie d'excellents
résultats. C'est donc là, ainsi modifié, un moyen antiphlogistique des premiers jours qu'il ne faut jamais négliger
dans des blessures aussi compliquées que les nôtres, c'est-
à-dire dans les fractures comminutives, avec plaie des
téguments, attrition et arrachement des tissus, pourvu
toutefois que la circulation générale du membre se fasse
bien.

OCCLUSION DES PLAIES ; PANSEMENT RARE

Nous n'avons, à proprement parler, de pansement par
occlusion véritable que dans une seule de nos observations,
celle de fracture de la cuisse avec plaie pouvant communiquer avec le foyer de la fracture. En acceptant cette hypo-
thèse, on devait chercher à éviter l'entrée incessante de
l'air et sa conséquence probable, la suppuration osseuse.
Une plaque de baudruche collodionnée fut appliquée sur la
plaie ; mais la phlegmasie se produisit quand même, peut
être sous l'influence d'autres causes. Quant aux plaques
superposées de baudruche collodionnée qui furent mises
sur la plaie des téguments communiquant avec une fracture par broiement du calcanéum (observation IX), elles
ne furent qu'un moyen d'arrêter l'hémorrhagie et elles
furent supprimées quelques jours après. Nous n'avons
donc pas, pour ce qui nous concerne, des éléments de
déduction suffisants. On sait cependant combien cette méthode de l'occlusion des plaies a pris de l'extension après

es beaux travaux de M. Pasteur sur cette nocuité de l'air,
qu'on ne peut contester, mais qui a été singulièrement
exagérée ; partout on a vu des microbes, des organismes
microscopiques, cause première de la putridité des plaies,
d'après Pasteur, où ils détermineraient, en se développant,
une véritable fermentation, analogue à celle du sucre sous
l'action du ferment de la bière ; leurs germes d'une ténuité
excessive flotteraient en grande quantité dans l'atmosphère
des salles ; il y en aurait de toutes sortes ; et la plaie dé-
couverte viendrait offrir une large surface de dépôt, un
vrai réceptacle. Sous l'empire de ces idées, naquirent une
foule de procédés, de moyens destinés à empêcher ce contact, de là le pansement ouaté d'Alphonse Guérin, l'occlusion pneumatique de J. Guérin, l'aspiration continue de
Maisonneuve etc. et d'autres pratiques plus modestes,
telles que les agglutinatifs, les bandages unissants, les su-
tures, employés pour provoquer la réunion immédiate.
L'abus amena la réaction Demarquay et Leconte démon-
trèrent que l'air vicé n'est pas l'élément exclusif de la putridité des plaies. M. Gosselin, dans ses études sur la
fièvre traumatique maligne et l'infection purulente, émit
l'opinion que la putridite des plaies est due en grande partie à l'empoisonnement du sang, par mauvaise hématose,
au milieu de l'atmosphère viciée, surtout chez les sujets
épuisés par une diathèse ou de mauvaises conditions hygiéniques ; il ne nia pas toutefois l'absorption par la plaie,
mais il la rangea au second rang.

Si nous nous sommes étendu aussi longuement sur les
différentes théories émises à propos de l'action de l'air sur
les plaies et des conséquences pratiques qu'on a tirées,

c'est que nous en avons trouvé l'application dans l'emploi du pansement de M. Beau, chirurgien en chef de la marine.

Ce pansement a été mis en effet en usage pour le traitement de la fracture qui fait le sujet de notre première observation ; on l'a laissé en place quinze jours de suite chaque fois ; c'est donc un véritable pansement par occlusion, un véritable pansement rare, tel que le voulait l'inventeur de cette méthode, Magatus. Mais l'auteur a eu surtout en vue une action antiseptique, et c'est comme tel que nous en apprécierons les avantages et les inconvénients.

PANSEMENTS ANTISEPTIQUES

Pansement de Beau au coaltar saponiné. Ce pansement, dont on trouve une excellente description dans un article de M. Rochard sur les pansements, publié par le *Dictionnaire de médecine* et de *Chirurgie pratiques*, ce pansement se compose essentiellement : 1° de quatre parties de poudre fine de charbon et d'une partie de coaltar qu'on repand à profusion sur la plaie et dans ses anfractuosités ; 2° d'épaisses couches de charpie saupoudrées également du mélange précédent ; 3° de compresses longuettes de coton d'un tissu très lâche, disposées en rosace et arrosées d'une solution de coaltar saponiné au dixième ; 4° d'un taffetas très léger, maintenu par une bande, faisant un certain nombre de circulaires autour du pansement. Comme antiseptique, ce procédé est excellent : on y trouve réunies les propriétés absorbantes du charbon et les propriétés antiseptiques de l'acide phénique, de la benzine contenus dans le coaltar et mis en liberté par l'alcool de la teinture qui joue lui-même un rôle actif ; la saponine qu'on y ajoute a une action dissolvante sur les corps gras ; enfin le tout forme une émulsion parfaitement stable.

Ce pansement a malheureusement l'inconvénient d'être malpropre, mais il est surtout défectueux comme pansement rare. D'après M. Barret, il a l'inconvénient de laisser, par suite de la diminution du gonflement du membre, un vide considérable entre le membre et sa paroi, où s'accumule une bouillie noirâtre, fétide, formée de pus, de débris organiques et de charbon. — Les particules de ce charbon, quelque fines qu'elles soient, sont anguleuses et ce serait peut être là la cause des poussées érysipélateuses qui se sont produites assez fréquemment dans le seul cas où il a été mis en usage. D'après M. Barret, ce pansement serait excellent, si l'on supprimait le charbon et s'il n'était appliqué que pour des périodes de quatre à cinq jours, renouvelées jusqu'à guérison de la plaie.

Pansement de Lister. — Ce pansement est trop connu pour que nous le décrivions ici ; il a d'ailleurs subi bien des modifications de la part de l'auteur lui-même et de la plupart de ceux qui l'ont employé ; il suffit d'en connaître le but : détruire les ferments dans une certaine zône autour du blessé au moyen de l'acide phénique à haute dose. On n'admet même plus aujourd'hui, après de nombreux insuccès, cette action fermentescible de l'acide phénique dans son application au traitement des plaies, c'est ainsi que M. Gosselin pense qu'il n'empêche pas la putridité dans les parties profondes avec fracture et surtout dans les cavités et les cellules des os ; mais si l'acide phénique, comme les autres antiseptiques d'ailleurs, ne prévient pas la fièvre traumatique grave et l'infection purulente, il n'en est pas moins vrai que tous ces agents ont une action efficace en modifiant la sécrétion et jusqu'à un certain point l'altération des liquides, en empêchant leur absorption immédiate par la cautérisation des capillaires béant dans les anfractuosités, enfin en nettoyant les clapiers par le drainage et les injections répétées.

Dans les cas que nous analysons on en a presque fait un pansement rare ; on se gardait d'enlever chaque jour le protective et les couches profondes de gaze phéniquée ; on les laissait quelquefois près d'une semaine en place, cherchant ainsi les avantages d'une demi-occlusion, car elle ne pouvait être complète à cause des drains employés concurremment. Ainsi modifié, ce pansement a toujours donné d'excellents résultats; et, s'il n'a pas toujours empêché les poussées érysipélateuses, il ne s'est produit aucun cas de fièvre traumatique grave ; où, s'il y a eu un peu d'hecticité, comme dans la fracture comminutive de coude (observation III), elle a été assez bénigne et assez vite enrayée pour que le blessé pût se rétablir.

DRAINAGE ET POSITION

Drainage. — L'étude de ces pansements nous conduit à nous occuper de deux moyens de traitement mis pour ainsi dire, constamment en usage ; nous voulons parler du drainage et de la position dont on a toujours cherché à combiner les propriétés pour le lavage des plaies et l'écoulement des liquides. Nous avons peu de chose à dire du drainage en chirurgie ; les règles qui président à son emploi sont trop connues pour que nous les répétions dans une étude aussi restreinte que la nôtre ; nous n'en parlerons que pour insister sur ce fait qu'on peut laisser très longtemps les tubes en place, sans craindre leur altération ; les tissus supportent d'ailleurs merveilleusement leur contact et les expulsent pour ainsi dire d'eux-mêmes, par le retrait graduel des parois du canal qui s'était formé autour de ces tubes. Il est un moment difficile, c'est celui où l'on doit les retirer définitivement ; dans les plaies anfractueuses où il y a eu altération osseuse et séquestres, il est à craindre que la suppression trop rapide du drain, alors même que la suppuration paraît à peu près terminée, ne provoque la formation de nouveaux abcès par l'emprisonnement dans la profondeur des tissus de quelques gouttes de pus qui forment épine et donnent lieu à une poussée inflammatoire dont on se croyait désormais à l'abri. Aussi, pour éviter ce retour possible de la phelgmasie, a-t-on toujours pris soin de remplacer les premiers drains par d'autres d'un plus petit diamètre et même par des fils de caoutchouc et de ne les supprimer définitivement que lorsque le trajet était devenu filiforme.

Position. — La bonne position à donner au malade, au membre et à la région atteints est une pratique si universellement observée que nous n'en parlons que pour mémoire. Depuis les travaux de Gerdy, Piorry, A. Guérin et Nélaton, on y attache beaucoup plus d'importance qu'autrefois où cependant les chirurgiens n'ignoraient pas ses avantages : facile écoulement des liquides, liberté de la circulation de retour, sur laquelle la pesanteur a une action si puissante, etc. Elle joue un rôle considérable dans le traitement des fractures, où l'on doit chercher à éviter l'ankylose par la mobilisation des jointures, et, lorsque cette conséquence fâcheuse est inévitable, à la rendre moins gênante pour l'accomplissement des fonctions que le membre peut conserver. Nous n'insisterons pas davantage sur son utilité. Ces considérations nous amènent d'ailleurs à l'étude immédiate des appareils employés.

APPAREILS POUR LA CONSOLIDATION DES FRACTURES

Gouttière de Beau. — Cet appareil dont la description est longuement exposée dans les *Archives de médecine navale* (septembre 1872), est constitué essentiellement de gouttières crurales, en fil de fer doublé de zinc, glissant l'une sur l'autre de façon à se proportionner à la longueur de la cuisse suivant les sujets et articulées, la supérieure (1) avec une gouttière destinée à recevoir le tronc, l'inférieure avec la gouttière jambière ; cette dernière union se fait indirectement au moyen d'une genouillère articulée elle-même. Ces doubles gouttières crurales existent pour les deux membres. Au niveau du genou sont deux oreilles pour le maintien des condyles du fémur, il en existe également deux au niveau de la cheville, dont l'externe se rabat au moyen d'un ressort pour permettre de saisir et de mobiliser le pied plus facilement. — La gouttière jambière, formant avec les gouttières crurales un plan incliné, vient s'appuyer sur l'une des arêtes d'une crémaillère située à l'extrémité in-

---

1. Le mot *supérieure* est appliqué ici par rapport à la tête du blessé.

férieure d'une double tige de fer qui forme le point d'appui
de l'appareil sur le lit et remonte jusqu'à la tête du blessé.
Cette même extrémité inférieure porte une poulie destinée
à l'extension de la jambe tandis qu'une seconde poulie
placée à l'extrémité supérieure de la gouttière jambière sert
à l'extension particulière de la cuisse.

Cet appareil réunit, dans la pensée de son auteur, aux
avantages d'une immobilisation certaine, certains autres
que ne réalisent pas les appareils à double plan incliné
connus, à l'exception peut-être du brancart-gouttière du
professeur Palasciano de Naples. Ainsi l'extension directe
de la cuisse se fait facilement, grâce à la poulie de réflexion
et à plusieurs bandes de diachylon prenant leur appui sur
presque toute la longueur de la cuisse ; ce système de traction vient d'Amérique, il a été employé en France par
M. Léon Lefort ; il permet de suspendre, sans qu'il en résulte de fatigue pour le blessé, un poids de 4 à 5 kilogs.
Cependant dans notre cas de fracture de la cuisse on dut
cesser l'extension par les poids, à cause d'un abcès qui se
fit à la partie postérieure de l'endroit fracturé et la remplacer par quatre bandelettes collodionnées allant s'attacher à la barre inférieure du lit. Mais, c'est surtout pour
la contre-extension que cet appareil réalise des avantages
sérieux, en soutenant le membre sain sur un plan incliné
identiquement semblable à celui qui supporte le membre
malade. On évite ainsi l'abaissement du côté correspondant
du bassin et conséquemment la rotation du fragment supérieur en dedans, résultat très important dont l'utilité avait
été entrevue par Ast. Cooper et par le professeur Palasciano.
Quant aux articulations de l'appareil, elles présentent les

mêmes avantages que beaucoup d'autres appareils pour prévenir les ankyloses ; aussi nous n'y reviendrons pas.

Qu'il nous soit permis d'émettre un léger désidératum ; il serait à désirer que la valve externe des gouttières crurales pût s'abaisser, pour la facilité des pansements, lorsqu'il existe une fracture comminutive de la cuisse compliquée de plaie siégeant sur le côté externe du membre ; ce souhait est facile à accomplir ; il suffirait d'un ressort comme celui qui existe à l'oreille pédieuse.

Quoi qu'il en soit, c'est là un appareil excellent à en juger par le résultat obtenu ; on a vu que le raccourcissement a atteint à peine 4 à 5 centimètres malgré le déplacement qui s'est fait pendant le cours du traitement et auquel on a facilement remédié par la compression d'une attelle et de plusieurs coussins.

Appareil de M. Maréchal, médecin principal de la marine.

Nous ne croyons pas que le plan de cet appareil ait été publié et nous pensons bien faire en en donnant une description exacte.

Cet appareil se compose d'une charpente de deux fortes barres de bois horizontales, longues de 76 centimètres, espacées de 20 centimètres au moyen de deux autres barres situées transversalement à quelques centimètres de leurs extrémités,

A l'extrémité supérieure des deux premières barres s'articulent à charnière deux autres barres presque aussi fortes, divisées en deux parties inégales par une articulation ; le bout supérieur ou crural a 21 centimètres de long, le bout inférieur ou jambier en a 40. Leur distance est la

même que celle des deux premières barres ; elles sont réunies inférieurement par une barre transversale, et soute-
nues, au niveau de l'articulation du genou, par une tige de
fer courbe et élastique, fixée par l'une de ses extrémités à
la face inférieure du bout jambier et glissant par l'autre
sur la même face du bout supérieur ou crural, suivant les
mouvements qu'on communique à l'articulation. Cette charpente mobile sert de cadre à un hamac de forte toile, reliée
par ses bords aux barres latérales.

M. Barret, pour pouvoir mettre la jambe du blessé dans
une position horizontale, a ajouté une planchette articulée
avec la face inférieure de l'extrémité terminale de la charpente mobile et venant buter contre une vis située, au point
correspondant, sur la face supérieure des deux barres de
la charpente inférieure et glissant dans une rainure étendue, de façon à faire varier l'inclinaison de la planchette ;
cette disposition permet de laisser la cuisse inclinée et d'o-
pérer ainsi naturellement la contre-extension. Enfin, vers
le milieu de la partie jambière de la charpente supérieure,
il a placé quatre tiges métalliques reliées entre elles supé-
rieurement et pouvant ainsi permettre la suspension.

Cet appareil donne les meilleurs résultats pour les fractures de jambe ; il a les avantages de l'hyponarthécie par
le système du hamac, avantages que résume M. Cusco en
disant qu'elle permet d'utiliser pour le traitement la simple
position, sans l'adjonction d'attelles ; qu'on peut employer
concurremment d'autres appareils à fracture, et qu'enfin
on immobilise ainsi autant que possible les fragments des
os fracturés. Cet appareil présente également les avantages
du double plan incliné et nous avons vu que, par l'adjonc-

tion de la planchette, on peut maintenir la jambe dans la
position horizontale sans que sa contre-extension par le
simple poids de la cuisse soit supprimée. Son emploi est
parfaitement justifié dans notre cas de fracture de jambe
où la consolidation devait être particulièrement longue et
laborieuse ; où il fallait immobiliser les fragments tout en
laissant le membre à découvert et lutter contre l'incurvation
principalement par le poids de la jambe, pour éviter une
fatigue trop considérable.

Collier métatarsien de Beau, (Archives de médecine navale, octobre 1872). Ce collier fait partie d'un système
assez compliqué et longuement décrit par l'auteur pour
maintenir le pied suspendu dans les cas de fracture du calcanéum. Il se compose de quatre bandes de toile dont une
des extrémités collodionnée est appliquée sur le pied un peu
au-dessous de la tête des métatarsiens et maintenue solidement en ce point par les circulaires d'une autre bande collodionnée. Chaque face et chaque bord du pied se trouvent
ainsi recouverts par un lacs ; les autres extrémités de ces
lacs peuvent être attachées à un appareil suspenseur quel-
conque. Les avantages de cet appareil sont incontestables
pour les fractures du calcanéum, où la pression du pied
contre un plan résistant et sa mobilité peuvent empêcher
la consolidation et même, par un contact prolongé, provoquer des phlyctènes et des eschares. D'après l'auteur, cet
appareil serait même excellent dans les cas de fracture
oblique du tibia dont il maintiendrait facilement les fragments en contact en relevant le pied ; il prétend qu'il en
assure l'immobilité, ainsi que celle de l'articulation tibio-
tarsienne et de la partie inférieure de la jambe, aussi bien

pendant les pansements que dans leur intervalle. Dans notre cas, son emploi a été très précieux.

Immobilisation. — Les appareils précédents joignent à leurs autres avantages, sur lesquels nous avons assez longuement insisté, ceux de l'immobilisation. On sait que l'absence de mouvements est la première condition de consolidation des fractures, en même temps qu'un moyen antiphlogistique très important. Ce but, on l'a toujours cherché en variant les procédés suivant la nature des lésions ; nous avons vu employer tour à tour de simples gouttières en fil de fer ; la boîte-hamac de J. L. Petit, l'appareil de Scultet. Il est un autre moyen que l'on a mis aussi fréquemment en usage, nous ne pouvons à ce titre le passer sous silence, c'est la gouttière ou l'attelle plâtrée, certainement l'un des meilleurs modes de contention ; par des bandes plus ou moins larges, plus ou moins épaisses de tarlatane plâtrée, dont la dessication est si rapide, on obtient un moule solide, plus ou moins complet, qui permet tout en maintenant le membre immobilisé, d'appliquer un pansement, s'il y a nécessité, au moyen de fenêtres, d'ouvertures dont on peut varier les dimensions à l'infini. M. Gosselin insiste beaucoup sur l'utilité de ce moyen pratique et peu coûteux. On doit en rapprocher les gouttières de gutta-percha qui présentent les mêmes commodités d'application, les mêmes résultats pratiques et qui ont sur les premiers cet avantage considérable du pouvoir être lavées et désinfectées à plusieurs reprises, redressées dans leurs parties faussées, et de faire ainsi un plus long usage.

CONCLUSION

Tels sont les faits, tels sont les moyens employés ; le résultat a été dans tous les cas la conservation du membre et pour la plupart d'entre eux le maintien de leurs principales fonctions. De pareils exemples plaident, mieux que toutes les théories, l'excellence d'un principe et nous nous croyons en droit d'affirmer dès maintenant la possibilité, l'utilité même de l'emploi de la méthode conservatrice dans des lésions à peu près semblables aux nôtres, qui presque toutes étaient fort graves, et quelques-unes mêmes si considérables qu'elles auraient décidé le chirurgien à une opération immédiate, s'il n'en avait été détourné par des circonstances indépendantes de sa volonté.

Mais pouvons-nous déduire de chaque cas en particulier des indications spéciales, précises au point de vue du traitement et poser en principe que, dans des cas identiques, on doive adopter exclusivement les moyens auxquels on a eu recours ? Nous ne pouvons le dire, ces moyens ont réussi à la vérité ; mais le nombre de nos observations est insuffisant pour que nous puissions l'affirmer ; de nos jours, il n'y a pas de moyens spéciaux. Y en aura-t-il jamais? Leur succès ne viendrait-il pas de l'heureuse combinaison qu'on en fait et surtout des soins consciencieux dont on entoure leur application? C'est ce qui nous a semblé résulter de l'étude que nous avons faite de leur emploi dans les cas que nous avons analysés. Il n'y a pas d'agent indispensable ; actuellement la chirurgie dispose de trop de ressources pour qu'elle soit désarmée en présence de n'importe quel traumatisme. C'est là une conviction chez nous ; l'avenir peut nous donner tort. Que chacun apporte sa part dans ce grand travail de recherches qui sera l'honneur de notre siècle ; il est certain que, par des résultats de détail, on arrivera à amasser les matériaux suffisants pour élucider toutes ces questions, dans la limite du possible, et à assurer la cause du seul, du vrai progrès chirurgical, la conservation.

BIBLIOGRAPHIE

Jamain. — Petite chirurgie.

Gaujot et Spillann. — Arsenal de la chirurgie contemporaine.

Desprès. — Chirurgie journalière.

Guyon. — Éléments de chirurgie clinique.

Rochard. — Pansements. Dict. de médecine et de chirurgie prat.

Sarazin. — Irrigation.   id.   id.

Délorme. — Des résections.   id.   id.

Alph. Guérin. — Amputations.   id.   id.

Verneuil. — Des amputations.

Nélaton. — Pathologie chirurgicale.

Follin. — Pathologie externe.

Gosselin. — Clinique chirurgicale de la Charité.

Beau. — Archives de médecine navale.

Proust. — Traité d'hygiène.

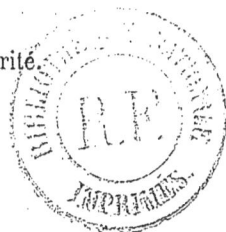

Imp. A. DERENNE, Mayenne. — Paris, boul. St-Michel, 52.

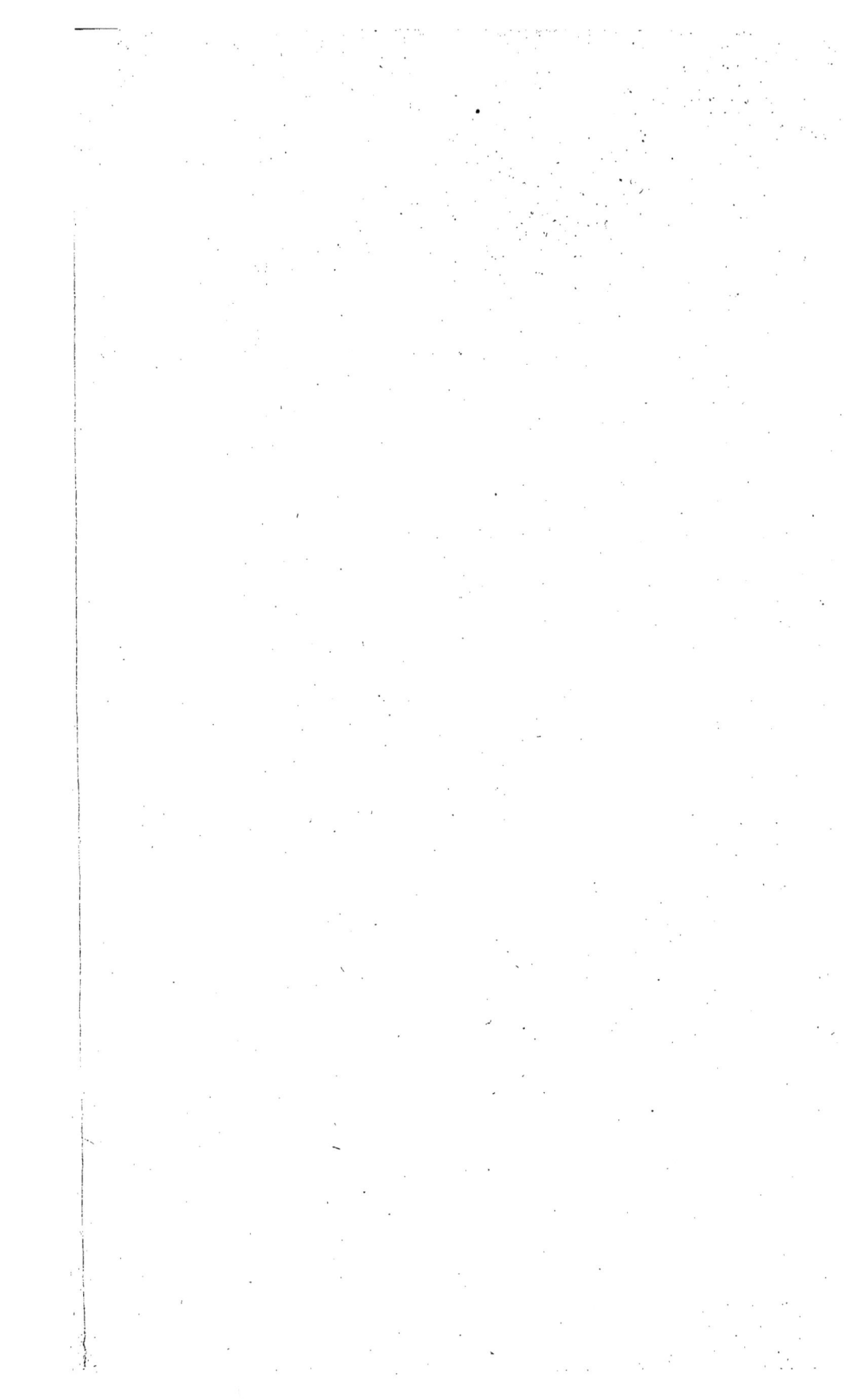

www.ingramcontent.com/pod-product-compliance
Lightning Source LLC
Chambersburg PA
CBHW050617210326
41521CB00008B/1296